U0215715

结节性硬化症相关肾脏病变诊治手册

Kidney involvement in tuberous sclerosis complex

主　编　张玉石　李汉忠

副主编　纪志刚

编　委　蔡　燚　郭　浩　王文达

中国协和医科大学出版社

图书在版编目（CIP）数据

结节性硬化症相关肾脏病变诊治手册／张玉石，李汉忠主编. —北京：中国协和医科大学出版社，2017.5

（协和疑难罕见病诊治手册）

ISBN 978－7－5679－0816－1

Ⅰ.①结…　Ⅱ.①张…②李…　Ⅲ.①肾疾病—诊疗—手册　Ⅳ.①R692－62

中国版本图书馆 CIP 数据核字（2017）第 073451 号

结节性硬化症相关肾脏病变诊治手册

主　　编：张玉石　李汉忠

策划编辑：罗　鸿

责任编辑：雷　南

出版发行：中国协和医科大学出版社

（北京东单三条九号　邮编 100730　电话 65260431）

网　　址：www.pumcp.com

经　　销：新华书店总店北京发行所

印　　刷：中煤（北京）印务有限公司

开　　本：700×1000　1/16 开

印　　张：5.25

字　　数：70 千字

版　　次：2017 年 5 月第 1 版

印　　次：2017 年 5 月第 1 次印刷

定　　价：38.00 元

ISBN 978－7－5679－0816－1

主编简介

张玉石，北京协和医院主任医师，教授，泌尿外科副主任，博士研究生导师。中华医学会泌尿外科学分会基础研究学组委员，国际交流学组委员，中国抗癫痫协会结节性硬化专业委员会委员，中国医师协会男科医师分会青年委员，北京医学会泌尿外科学分会肿瘤学组秘书，全国卫生产业企业管理协会基因技术研究与应用专业委员会委员，北京医师奖励基金会泌尿外科专家委员会副秘书长，北京市健康促进会泌尿外科委员会青年委员会副主任委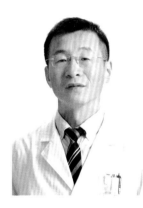员，国际泌尿外科学会会员，国际腔道泌尿外科学会会员。《中华临床医师杂志》编委，《中华内分泌外科杂志》通讯编委，《中华诊断学电子杂志》编委。《泌尿外科杂志（电子版）》编委，《协和医学杂志》编委。曾获中华医学科技奖、华夏医学科技奖、北京地区优秀中青年医师。承担国家自然科学基金、教育部博士点基金、卫生行业专项基金等科研课题研究。发表论文60余篇，其中SCI收录10余篇。

主编简介

李汉忠，北京协和医院泌尿外科主任医师、教授、博士生导师，北京协和医学院外科学系主任、泌尿外科学术带头人，国务院政府津贴获得者、香港中文大学荣誉教授；中华医学会泌尿外科分会常务委员、中华医学会北京泌尿外科学分会主任委员、北京医师协会泌尿外科分会会长、专家委员会主任委员、中华医学会泌尿外科学分会肿瘤学组副组长，《中华泌尿外科杂志》副主编、《协和医学杂志》副主编、《中华外科杂志》编委、《北京医学》副主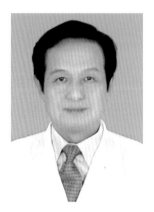编。曾获得中华医学科技奖、华夏医学科技奖、金膀胱镜奖、金柳叶刀奖，获评"首都十大健康卫士""全国卫生系统先进工作者""中国医师奖""北京市高校教学名师""京城好医生金牌医师奖"。国内外发表专业论文300多篇，其中SCI数十篇。

副主编简介

纪志刚，主任医师、教授、博士生导师；中国医学科学院北京协和医院泌尿外科主任、学科带头人；北京医学会泌尿外科学分会常务委员兼秘书长、北京医学会器官移植分会副主任委员、中华医学会泌尿外科学分会微创学组委员、中国医师协会男科医师分会常务委员、北京医学奖励基金会泌尿外科专业委员会主任委员、世界华人男科医师协会副会长、中国医师协会微无创医学专业委员会泌尿专业委员会副主任委员、亚洲男科学会常务委员、北京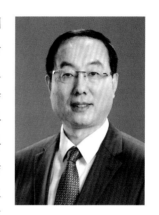医师协会外科专科医师分会理事、北京医师协会泌尿外科专科医师分会理事、国家食品和药品监督管理局药品审评中心审评专家、中央保健局保健会诊专家；《中华泌尿外科杂志》编委、《临床泌尿外科杂志》编委、《现代泌尿生殖肿瘤杂志》编委、《中华外科杂志》通讯编委、《国际外科学杂志》通讯编委。

荣获中华医学科技奖、华夏医学科技奖，主持完成多项临床科研工作，先后发表专业文章50余篇，编写专著2部。

序　言

罕见病一般指患病率低于 7/10000 的疾病，95% 的罕见病目前没有特效药物治疗，是当今医学的重大瓶颈问题。大多数罕见病为单基因遗传性疾病，罕见病领域的研究进步常常会带来一些常见疾病诊治的突破点。此外，罕见病患者往往因为患病而成为社会的弱势群体，且社会对这一群体关注不足。因此，对罕见病的研究除科学意义外，还具有社会学和伦理学的巨大意义，充分体现了对弱势群体的关怀和社会公平原则。

在过去的几十年，欧美等国家和地区经过不断地探索和努力，在罕见病的研究、诊断、治疗、药物研发及市场准入、医疗保障等方面都取得了很大发展。而国内相关领域却存在很大差距，有些地方还是空白。但是，随着国家对罕见病的不断重视，特别是将这类疾病的基础与临床研究纳入到"十三五"发展规划当中，相关领域的研究逐渐发展壮大。2016 年 12 月 3 日，中国研究型医院学会罕见病分会成立大会在北京协和医院学术会堂隆重召开，聚集了我国罕见病研究最重要力量。

北京协和医院泌尿外科在罕见病结节性硬化症相关肾脏病变的基础研究、临床诊断和治疗方面做了大量的工作。建立了系统、规范的诊疗模式；提出了尽量保留肾脏功能的治疗原则；采取主动监测、肾动脉栓塞、保留单位手术以及基于 mTOR 抑制剂靶向药物治疗的综合诊疗方式。在相关领域积累了丰富经验的基础上出版了《结节性硬化症相关肾脏病变诊治手册》一书。此书系统介绍了罕见病结节性硬化症的认识历史、发病机制，重点阐述了结节性硬化症相关肾脏病变最新的诊疗进展，结合大量的照片和示意图清晰地阐明了结节性硬化症典型的临床特征和治疗流程。此书内容丰富、新颖，编排简明、扼要，图文并茂，是一本有价值的参考书。

　　我们衷心希望该书能成为业内同道的良师益友，为推动罕见病结节性硬化症的临床诊治作出一定贡献。

中国科学院院士　北京协和医院院长

2017 年 4 月于北京

前　言

北京协和医院是集医疗、教学、科研于一体的大型三级甲等综合医院，是国家卫生计生委指定的全国疑难重症诊治指导中心，每年都有成千上万疑难重症患者慕名来协和医院求医。协和医院有"三宝"—"教授、病案、图书馆"，正是这一例例详细记载着来自全国各地的疑难重症的病案，为百年协和奠定了坚实的基础。

结节性硬化症是一种罕见的累及多器官、多系统的常染色体显性遗传疾病，结节性硬化症的临床表现在不同的个体中差异极大，需要多学科的合作才能最终确诊，这也常常使临床诊断结节性硬化症极具挑战性。从千变万化的临床症状和体征中抽丝剥茧，抓重要体征和症状成为临床诊断的关键。本书通过大量彩图标示以图文并茂的形式详细说明了结节性硬化症典型的临床特征，重点阐述了结节性硬化症相关肾脏病变的最新诊疗进展，可作为临床一线医生了解结节性硬化症这一罕见病的基础读物。

本书在编写过程中，得到了北京协和医院呼吸内科、皮肤科、眼科、神经内科、放射科、病理科等诸多临床科室同道们的鼎力支持，书中凝聚着他们的智慧与汗水。此外，本书能够及时出版主要应该感谢中国协和医科大学出版社的鼎力协助。

诚然，编者的临床经验和水平毕竟还有不足，书中难免存在缺陷，甚至错误，恳请广大读者提供宝贵意见和建议，让我们更好地为每一位读者的临床学习和实践提供帮助。

2017 年 4 月

目　　录

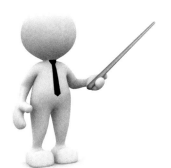

一、
结节性硬化症概述

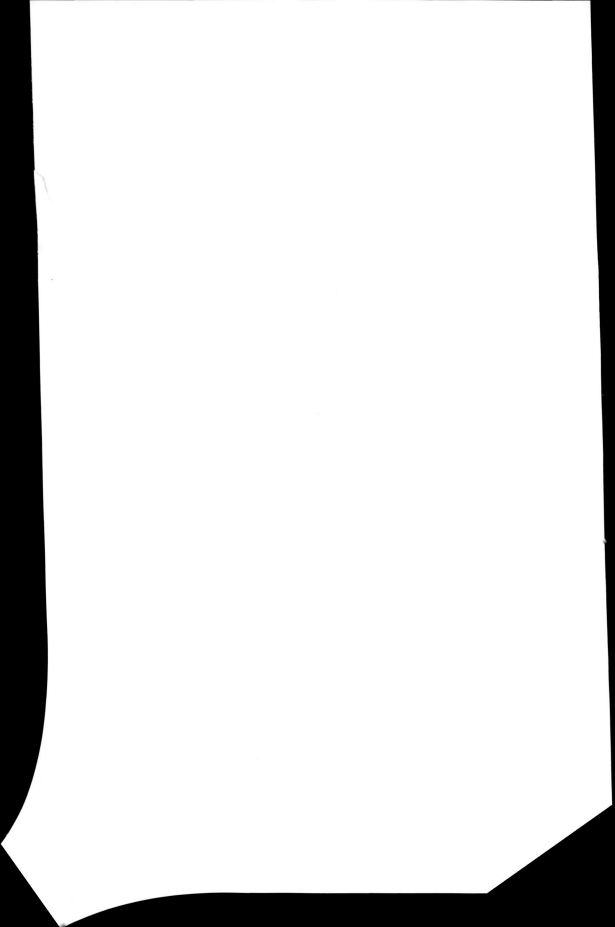

1. 结节性硬化症的认识历史

结节性硬化症（tuberous sclerosis complex，TSC）的概念的形成及发展从最初简单的临床观察到病理学研究，再到致病基因的发现以及随着影像学技术发展的再认识，至今历时已经超过 180 年。

1835 年 Rayer 出版的图集中留存最早的经典的结节性硬化症所致的面部皮损资料。1862 年 3 月 25 日，德国的医学家 von Recklinghausen 报道了 1 例由于心脏横纹肌瘤和大脑结节性硬化导致的出生后数分钟内死亡的新生儿病例。这份报道中简略描述了心脏横纹肌瘤的形态及大小（如鸽子蛋大小），并对大脑组织中硬化成分略有提及，这是已知的第一份关于结节性硬化症的病理描述，并证实该疾病可同时累及两种完全不同的器官。

1880 年法国医学家 Bourneville 报道了 1 例存在癫痫、偏瘫及精神异常的 15 岁女孩尸检结果，并推测大脑的结节性硬化病变是癫痫发作的原因，并以此命名为"脑回结节性硬化"（Tuberous sclerosis of the cerebral convolution），因此该病也被称为 Bourneville 病。值得注意的是，Bourneville 在尸检的过程中在 15 岁女孩的肾脏中发现数个突出肾脏表面约 3 ~ 5mm 黄白色的小肿瘤，但是他认为肾脏肿瘤与大脑皮质结节性硬化无相关性。

1885 年，来自法国的皮肤病学家 Balzer 和 Ménétrier 报道了在智力低下的患者中常出现的一种特征性面部皮损，称之为"皮脂腺瘤"（adenoma sebaceum），而这部分患者常常具有结节性硬化症的症状或体征。5 年后，来自英国的皮肤病学家 Pringle 记录了 1 例具有蝴蝶状（butterfly-pattern）面部皮疹的 25 岁女性患者，她的手臂和腿部也出现"粗糙样"皮肤改变，而且同时存在智力低下。Pringle 认为这种面部异常腺体是问题的根源所在，并命名为 Pringle 皮脂腺瘤。而我们现在知道这种面部皮损既不是腺瘤，也不是从皮脂腺衍生出来的，这种面部皮损被称之为"血管纤维瘤"（angiofibroma）。

1908 年，来自德国的儿科神经科医生 Heinrich Vogt 将癫痫、智力缺陷和皮脂腺瘤合称为"沃格特三联征"（Vogt's triad）。三联征的出现有助于临床医生认识和诊断这一罕见且临床表现多样化的疾病，但由于部分患者因为不存在典型的三联征而被延迟诊断，沃格特三联征用于诊断结节性硬化症一直沿用了约60年。1979年Manuel Gómez主编了第一部完整描述结节性硬化症临床谱的专著。1988年，该书第二版中对之前的系列报道总结之后发现约45%的患者智力正常，仅有29%的患者同时有沃格特三联征，还有约6%的患者不存在三联征中的任何一种临床特征。

1972年，Donegani等人基于尸检结果，推测结节性硬化症的发病率约1/10000，但近年来随着对疾病认识的加深、影像学检查及基因检测的发展，结节性硬化症的诊断率明显升高。近期流行病学数据显示，结节性硬化症的新生儿发病率1/6000～1/10000，人群中患病率约为1/20000，国内尚缺乏相关流行病学数据。

1908年Berg首次报道了结节性硬化症具有遗传特性，1935年，Gutherh和Penrose提出结节性硬化症是常染色体显性遗传疾病。但是，直到20世纪90年代，Fryer和Kandt才分别发现位于9q34.3和16p13.3的两个致病基因，分别被命名为TSC1和TSC2基因。1992年和1998年，国际结节性硬化症委员会分别制定了第一版和第二版结节性硬化症诊断标准。随着对疾病认识的加深，2012年国际结节性硬化症共识委员会再次更新了结节性硬化症的诊断标准。新的诊断标准除了对于临床特征的更新外，还纳入了基因诊断标准。

总之，我们对于结节性硬化症的认识是一个不断认识和发展的过程，直到如今结节性硬化症仍有很多亟待探索和解决的问题，这也是我们这一代临床医生和科学工作者的任务和目标。

2. 结节性硬化症的临床表现

2012年6月13日至14日，在美国华盛顿特区举行第二届国际结节性硬化症共识会议。会议重新审视了1998年的第一次国际结节性硬化症共识会议所提出的临床诊断标准。

这次会议上关于结节性硬化症诊断最重要的变化是将基因诊断纳入诊断标准。尽管在1998年会议之前已经发现了TSC1和TSC2基因，但是当时没有广泛被认可的基因检测技术，因而未被纳入诊断标准。随着基因检测技术的发展，对于 TSC1 和 TSC2 突变的全面可靠的筛选方法已确立，并且已成功鉴定了许多致病突变。因此，参加本次会议的遗传学专家达成共识，建议将 TSC1 或 TSC2 中的致病突变的鉴定成为独立的诊断标准。这一变化也将有利于在一些临床表现不典型，特别是年轻的结节性硬化症患者中能够做到早期的诊断，有利于早期实施具有更好的临床监测和治疗。然而，值得注意的是，10%～25% 的结节性硬化症患者常规基因检测不能鉴定出致病性突变，因此，基因检测结果阴性并不排除结节性硬化症。

基因诊断

检测到 TSC1 或 TSC2 基因致病性突变可以确诊为结节性硬化症。致病性突变包括明确导致 TSC1 或 TSC2 蛋白质功能失活的突变（如框移突变或无义突变），蛋白合成受阻的突变（如大片段基因缺失），抑或是影响蛋白质功能的错义突变（评估网址：http：//www. LOVD. nl/TSC1，http：//www. LOVD. nl/TSC2）。其他类型的 TSC1 或 TSC2 基因突变，若无明确对蛋白质功能的影响则不能确诊结节性硬化症。值得注意的是应用传统的基因检测方式有 10%～25% 的结节性硬化症患者无法检出基因突变，因此，基因检测阴性不能排除结节性硬化症。

临床诊断

主要特征	次要特征
1. 色素脱失斑（≥3，最小直径 5mm）	1. "斑斓"皮损
2. 血管纤维瘤（≥3）或头部纤维斑块	2. 牙釉质点状凹陷（＞3）
3. 指（趾）甲纤维瘤（≥2）	3. 口腔纤维瘤（≥2）
4. 鲨革斑	4. 视网膜色素斑
5. 多发性视网膜错构瘤	5. 非肾脏错构瘤
6. 皮质发育不良 *	6. 多发性肾囊肿
7. 室管膜下结节	
8. 室管膜下巨细胞星形细胞瘤	
9. 心脏横纹肌瘤	
10. 淋巴管肌瘤病（LAM）**	

续表

主要特征	次要特征
11. 肾血管平滑肌脂肪瘤（AML）（≥2）**	

确定诊断：2 个主要特征或 1 个主要特征加≥2 个次要特征

可能诊断：1 个主要特征或 2 个次要特征

＊包括皮质结节和脑白质放射状移行线

＊＊仅有 AML 和 LAM 两个主要特征，无其他特征不能确诊 TSC

临床诊断标准包括 11 个主要特征和 6 个次要特征，具有 2 个主要特征或 1 个主要特征加 2 个或以上次要特征可以临床确诊；具有 1 个主要特征或 ≥2 个次要特征为"可能诊断"。值得注意的是，这些临床特征出现的时间以及发展的过程不完全一致，体现了结节性硬化症这一罕见病的复杂性及多元性，这也给临床诊断增加了一定困难（图1）。

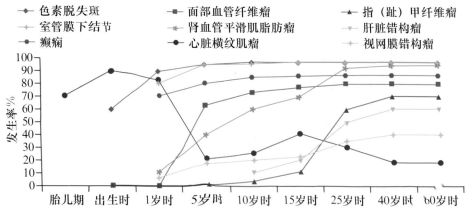

图1　结节性硬化症累及不同器官在不同年龄的发生率

图片参考 Crino PB, et al. N Engl J Med, 2006, 355 (13)：1345 – 1356.

结节性硬化症几乎可以累及人体所有的器官及系统，最常见的是位于皮肤、脑、肾脏、肺和心脏的良性肿瘤。由于正常器官实质被多种细胞类型所替代，导致相应器官或系统功能障碍。结节性硬化症的临床表现在不同的个体中差异极大，而且常常累及多个器官和系统，需要多学科合作才能最终确诊。这常使得临床诊断结节性硬化症更具挑战性。从千变万化的临床症状和体征中抽丝剥茧，抓重要体征和症状成为临床诊断的关键。

　　下文将以 2012 年最新的结节性硬化症临床诊断标准为基础，结合中国患者典型的图例从不同系统及器官来说明结节性硬化症的典型临床特征。

　　色素脱失斑可见于约 90% 的结节性硬化症患者，大多在患者出生时就已经发生，但此时需要借助伍氏灯才能看清楚。色素脱失斑通常随着患者年龄的增长而变得明显（图 2）。

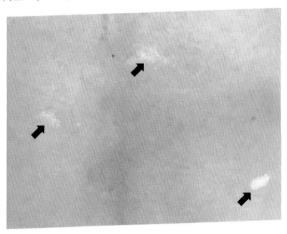

图 2　色素脱失斑 – 主要特征 1

　　血管纤维瘤（angiofibromas）由血管及结缔组织所组成，可见于约 75% 的结节性硬化症患者，常出现于 3～10 岁。最初为针头大小的粉红或淡棕色丘疹，呈蝶状分布于面颊及鼻翼两侧，随年龄增长，面部血管纤维瘤可逐渐变大、增多，有时可延伸至颏下颈部（图 3）。

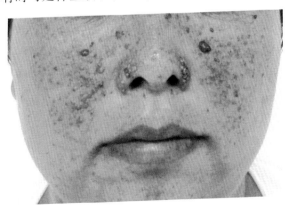

图 3　血管纤维瘤 – 主要特征 2

前额部及头部纤维斑块（fibrous cephalic plaque）发生年龄较早，出生时即可有表现，常累及前额、眼睑、面颊及头皮，表现为暗红色斑块，质地软或较硬，表面皮肤纹理加深（图4）。

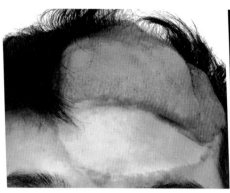
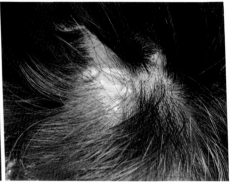

图4　头部纤维斑块－主要特征3

指（趾）甲下纤维瘤（ungual fibromas）可见于约20%的结节性硬化症患者，为出现在甲沟或甲下的光滑坚硬的乳头状纤维瘤（图5）。

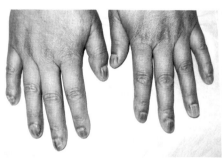
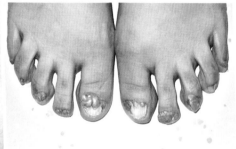

图5　指（趾）甲纤维瘤－主要特征4

鲨革斑（shagreen patch）可见于20%～30%的患者，多发生于腰骶部，边缘不规则，局部增厚，稍微高出皮面，呈灰绿色或浅棕色，可随年龄慢慢长大（图6）。

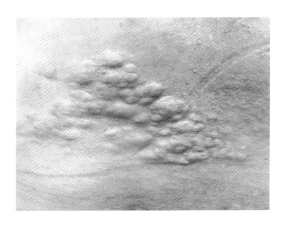

图 6　鲨革斑－主要特征 5

　　视网膜错构瘤（retinal hamartomas）起源于视网膜神经纤维层，是胚胎早期组织结构异常分化、神经外胚层发育障碍形成的瘤状新生物，生长缓慢。肿瘤早期透明无钙化，呈扁平状，随着生长逐层次钙化，到晚期完全钙化，状如桑椹（图 7）。

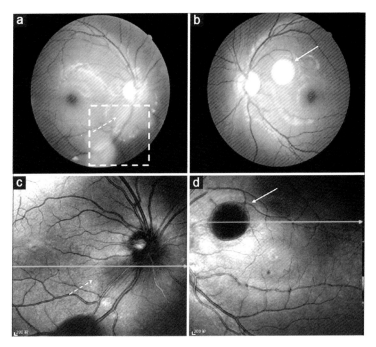

图 7　多发性视网膜错构瘤－主要特征 6

皮质发育不良（cortial dysplasias）在磁共振检查可表现为 3 种不同类型：第 1 种类型是放射状线状 T2WI 高信号灶，此型最常见，从脑室或邻近脑室白质延伸至正常皮质或皮质下结节；第 2 种类型为楔形 T2WI 高信号灶，尖端位于或邻近脑室壁而基底位于皮层或皮层下结节；第 3 种类型为不定形或肿胀 T2WI 高信号灶，最少见（图 8）。

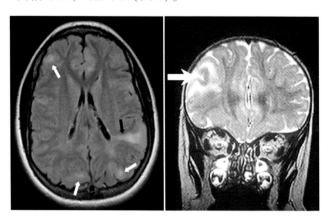

图 8　皮质发育不良 – 主要特征 7

室管膜下结节（subependymal nodules，SEN）可见于约 80% 的结节性硬化症患者，在 CT 的特征性表现为高密度钙化结节，圆形或类圆形，直径数毫米，常多发且两侧分布，主要分布于侧脑室体部、前角的前部、侧脑室尾状核头部等处。MRI 表现为 T1WI 呈等或稍高信号，与周围低信号脑脊液形成对比，易于辨认，而在 T2WI 上结节为低或等信号，显示不如 T1WI 清楚（图 9）。

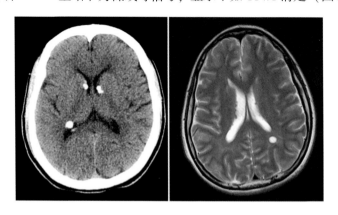

图 9　室管膜下结节 – 主要特征 8

室管膜下巨细胞星形细胞瘤（subependymal giant cell astrocytoma，SEGA）的检出率1.7%~26%，出现高峰年龄为8~18岁，常见于室间孔的部位。在CT平扫表现为基底部与室管膜相连，并突入侧脑室的肿瘤，可堵塞室间孔造成脑积水，肿瘤可以被强化。CT与MRI检查相结合有助于SEGA与TSC其他的脑损害相区别，尤其是在体积较小时与室管膜下结节相区别（图10）。

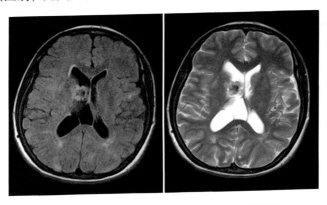

图10　室管膜下巨细胞星形细胞瘤 - 主要特征9

心脏横纹肌瘤（cardiac rhabdomyoma，CR）可见于约2/3的结节性硬化症新生儿患者，通常在妊娠期22~26周长到最大，之后可随年龄增长而缩小，甚至完全消失。超声心动图中CR表现为高回声或等回声的均质性圆形或椭圆形团块，边界清晰，无包膜，常多发，大小为数毫米至数十毫米，几乎可发生于心室的任何位置。MRI显示肿块边界清晰，T1WI、T2WI及BTFE快速序列均呈类似于心肌的等信号，增强后无或轻度强化（图11）。

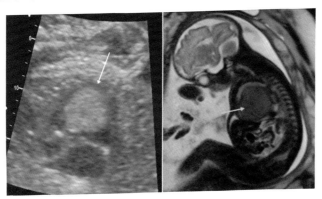

图11　心脏横纹肌瘤 CR - 主要特征10

肺淋巴管肌瘤病 （lymphangioleiomyomatosis，LAM）可见于 1%~4.6% 的结节性硬化症患者，多见于 20~40 岁的女性，典型症状为自发性气胸、呼吸困难、咳嗽或咯血。典型 HRCT 表现为 10 个以上薄壁圆形气囊，与周围肺组织分界清楚，肺容积不变或增加，可同时伴有多发结节性肺泡 Ⅱ 型上皮增生（图 12）。

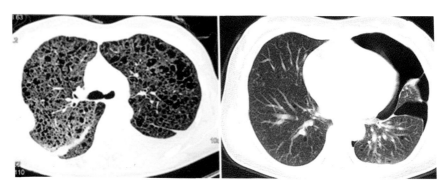

图 12　淋巴管肌瘤病 – 主要特征 11

肾血管平滑肌脂肪瘤 （renal angiomyolipomas，RAML）可见于 70%~80% 成年结节性硬化症患者，典型的 AML 由平滑肌细胞、脂肪组织和厚壁血管组成，CT 平扫可见负值指向含有脂肪组织成分。值得注意的是，结节性硬化症患者中有部分患者表现为上皮样血管平滑肌脂肪瘤，该种类型具有一定恶性潜能（图 13）。

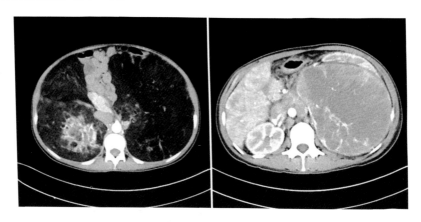

图 13　肾血管平滑肌脂肪瘤 – 主要特征 12

"斑斓"皮损（"confetti"，skinlesions）可见于约3%的结节性硬化症患者，既往被归为主要特征中，是色素脱失斑的一种亚型，表现为微小型色素脱失斑，直径一般在1~3mm。

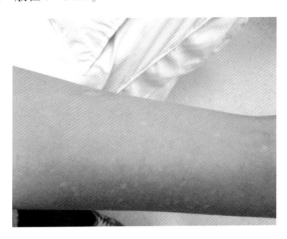

图14 "斑斓"皮损–次要特征1

牙釉质点状凹陷（dental enamel pits）几乎可见于所有结节性症患者，新的诊断标准将旧的标准中多发、随机分布的牙釉质点状凹陷，更新为≥3牙釉质点状凹陷（图15）。

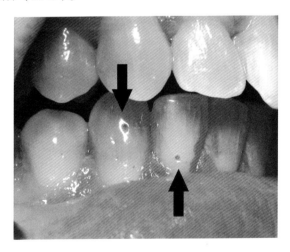

图15 牙釉质点状凹陷–次要特征2

图片来自 Northrup H，et al. Pediatr Neurol，2013，49（4）：243–254.

口腔纤维瘤（intraoral fibromas）可见于 20%～50% 的结节性硬化症患者，成年患者更为多见。可见于牙龈、双颊、嘴唇黏膜甚至舌根，因此新版诊断标准将旧版的牙龈纤维瘤更新为口腔纤维瘤（图 16）。

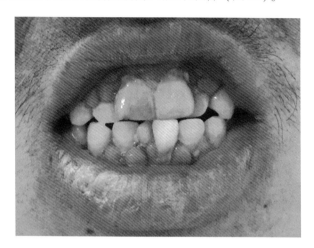

图 16　口腔纤维瘤 – 次要特征 3

视网膜色素脱失斑（retinal achromic patch）见于约 39% 的结节性硬化症患者，表现为视网膜色素减退的斑片状区域（图 17）。

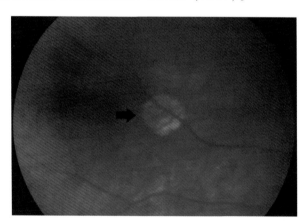

图 17　视网膜色素斑 – 次要特征 4

图片来自 Northrup H, et al. Pediatr Neurol, 2013, 49（4）: 243 – 254.

非肾脏错构瘤（nonrenal hamartomas）最常见于肝脏及肾上腺，甲状腺的乳头状腺瘤，垂体、胰腺或性腺中的纤维腺瘤也被归为非肾脏错构瘤，在新的诊断标准中得以体现（图18）。

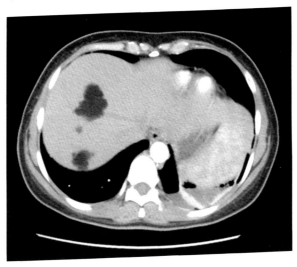

图18　非肾脏错构瘤 - 次要特征5

多发性肾囊肿（multiple renal cysts）见于15%～20%的结节性硬化症患者，囊肿多在儿童时代发生，随着年龄增大发生率以及囊肿数目、体积逐年增大，最终可导致肾衰。其上皮细胞肥大，嗜酸性染色（图19）。

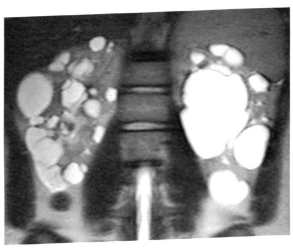

图19　多发性肾囊肿 - 次要特征6

3. 结节性硬化症的发病机制

1908 年，Berg 首次报道了结节性硬化症具有遗传特性。1935 年，Gutherh 和 Penrose 提出结节性硬化症是常染色体显性遗传疾病。1987 年，Fryer 通过对 19 个家系患者的 26 个多态性位点标记的连锁分析确定了结节性硬化症的第一个致病基因 TSC1，定位于染色体 9q34.3，含有 23 个外显子，总长度为 50kb，编码分子量为 130kD 错构瘤蛋白，由 1164 个氨基酸组成。随后的一些家系分析表明，部分结节性硬化症患者与染色体 9q34.3 区域并不相连锁，提示结节性硬化症致病基因位点存在异质性。进一步对于这部分与染色体 9q34.3 区域并不相连锁患者的染色体分析发现，染色体 11、12、14 和 16 可能存在结节性硬化症的另一个致病基因位点。1992 年 Kandt 最终确定结节性硬化症的第二个致病基因 TSC2，位于 16p13.3，含有 41 个外显子，总长度 45kb，编码分子量为 190kD 的马铃薯球蛋白，由 1784 个氨基酸组成。TSC1 和 TSC2 产物在组织中有广泛表达，几乎所有组织均同时存在 TSC1 和 TSC2 产物，免疫组化染色发现，脑、心脏、肾脏、肺及输精管等组织中均可见到马铃薯球蛋白及错构瘤蛋白的表达。本部分将详述结节性硬化症的发病机制及研究进展。

3.1　TSC1 和 TSC2 基因突变分布及类型

截至 2016 年 11 月 14 日为止，LOVD 数据（http：//www.LOVD.nl/TSC1，http：//www.LOVD.nl/TSC2）已经收录了 864 种 TSC1 突变和 2448 种 TSC2 突变，包括无义突变、错义突变、框移突变及剪接突变等类型。TSC1 突变类型主要以无义突变、剪接位点突变、小片段的缺失及小片段的插入为主，相比之下，TSC2 基因较常发生错义突变、大片段的缺失及基因重组。TSC1 基因突变发生在 10%~15% 的散发性结节性硬化症患者，TSC2 基因突变发生在约 70% 的散发性结节性硬化症患者。需要强调的是，15%~20% 的结节性硬化症患者常规检测方法不能检测到 TSC 基因突变。不同种族之间 TSC2/TSC1 基因突变比例有所不同：欧美人群中 TSC2/TSC1 基因突变的比率为 3.4～5.6/1，日本人群中其比率仅为 1.9/1，但是在结节性硬化症患者家系中 TSC1 和 TSC2 突变比例各占一半。

表 1　TSC1 和 TSC2 基因特点

特点	TSC1	TSC2
染色体位置	9q34.3	16p13.3
核酸大小	55kb	40kb
外显子数目	23	41
转录本大小	8.6kb	5.5kb
突变发生率	散发病例中 10%～15%	散发病例中 75%～80%
突变类型	小截断突变（无义突变及小片缺失为主），缺乏突变热点	大片段缺失或累及 PDK1 基因重排，小截断突变（错义突变或缺失为主），缺乏突变热点
临床表型	较轻	严重
受累器官杂合性丢失	罕见	常见
编码蛋白	错构瘤蛋白	马铃薯球蛋白
蛋白大小	1164 氨基酸，130kD	1807 氨基酸，180kD
蛋白功能	与马铃薯球蛋白共同调控 mTOR-S6K；通过与 ezrin 和 Rho 蛋白相互作用调控细胞黏附功能	与错构瘤蛋白共同调控 mTOR-S6K；作为 GTP 酶活化蛋白；调控细胞周期

3.2　TSC1 和 TSC2 的表达情况

TSC1 和 TSC2 基因的表达产物在大多数组织中表达模式基本一致。但是在一些组织中错构瘤蛋白（hamartin）和马铃薯蛋白（tuberin）表达不均衡，如在肾脏和胰腺组织中，错构瘤蛋白表达水平更高，而在脊髓的运动神经元及脑干核的椎体细胞中，马铃薯球蛋白高表达。由于错构瘤蛋白和马铃薯球蛋白在心、脑及肾组织中高表达，因此当 TSC1 或 TSC2 基因发生突变时，上述器官或组织更容易受累。

3.3　TSC1 和 TSC2 基因功能

研究发现 TSC1 和 TSC2 基因具有多种功能，这也是近年来结节性硬化症的研究热点和前沿之一。首先，TSC1 和 TSC2 是肿瘤抑制基因，TSC1 和 TSC2 基因杂合性缺失（LOH）见于结节性硬化症相关错构瘤组织中，也可见于诸如室管膜下巨细胞星形细胞瘤和肾细胞癌等恶性程度更高的肿瘤中。大部分散发性结节性硬化症患者以及所有从父母遗传得来的家族性结节性硬化症患者的全部体细胞中，均携带突变的 TSC1 或 TSC2 基因。然而，这其中绝大多数体细胞的增殖、分化及功能均正常，偶然情况下才会导致局部肿瘤的形成。Knudson 提出肿瘤的遗传易感性可能反映"肿瘤抑制基因"突变和体细胞"二次打击"的协同作用。Green 等研究分析 13 例错构瘤的结节性硬化症患者细胞中 X 染色体失活方式，证实错构瘤的确是通过单个细胞的克隆化增殖发生的。Crino 等认为结节性硬化症患者体细胞受到"二次打击"后产生一种前体细胞，它可分化出平滑肌细胞、脂肪细胞及血管内皮细胞三种细胞，导致肾血管平滑肌脂肪瘤和肺淋巴管肌瘤病的发生（图 20）。但值得注意的是在另一些肿瘤细胞中，如室管膜下结节和纤维瘤却鲜有杂合性缺失，表明可能是其他机制导致肿瘤的产生。

研究发现 TSC1 和 TSC2 基因具有多种功能。首先，TSC1 和 TSC2 是肿瘤抑制基因，TSC1 和 TSC2 基因杂合性缺失（LOH）见于结节性硬化症相关肾血管平滑肌脂肪瘤组织，也可见于诸如室管膜下巨细胞星形细胞瘤和肾细胞癌等恶性程度更高的肿瘤组织。Crino 等认为结节性硬化症患者体细胞受到第二次打击产生一种前体细胞，它可分化出平滑肌细胞、脂肪细胞及血管内皮细胞这三种细胞共同的前体细胞，导致肾血管平滑肌脂肪瘤和肺淋巴管肌瘤病的发生。但值得注意的是在另一些肿瘤细胞中，如室管膜下结节和纤维瘤中却鲜有杂合性缺失，表明可能是其他机制导致肿瘤的产生。

其次，TSC1 和 TSC2 可调控细胞周期进展，harmatin 或 tuberin 通过调节 G1 期细胞比例或细胞周期负性调控因子 p27 蛋白的水平，调控细胞周期的进展。再者，TSC1 可调控细胞形态与细胞分化，Lamb 等研究发现 harmatin 可与

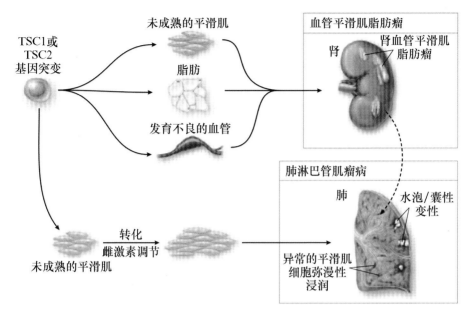

图 20　TSC 发病机制示意图

图片参考 Crino PB，et al. N Engl J Med，2006，355（13）：1345 – 1356.

细胞骨架连接家族蛋白相互作用，调控细胞骨架形态及细胞分化。

目前，关于 TSC1 和 TSC2 基因功能分析得较为透彻、已被临床应用的是其对哺乳动物雷帕霉素靶蛋白信号通路（mammalian target of rapamycin，mTOR）抑制功能的研究。TSC1 或 TSC2 基因突变后激活 mTOR 信号通路，这是临床应用 mTOR 抑制剂治疗结节性硬化症的理论依据，这也是精准医疗时代的经典成功案例。正常细胞中，mTOR 信号通路可调节基因转录、蛋白质翻译、核糖体合成等生物过程，影响细胞生长、增殖、分化、凋亡、自噬等生命活动（图 21）。TSC1/TSC2 蛋白复合物在细胞中类似小 G 蛋白，具有 GTP 酶活化蛋白的功能。其中非磷酸化形式的 TSC1/TSC2 蛋白复合物具有活性，可将 GTP 形式的 Rheb 分子逆转为 GDP 形式的 Rheb 分子，抑制 Rheb 活性从而活化 mTOR 信号通路。mTOR 存在两种不同的蛋白复合体：mTORC1（mTOR complex 1）和 mTORC2（mTOR complex 2），二者含有一些共同的成分，也有各自独有的成分。mTORC1 在 mTOR 信号通路中处于中心环节，可感知生长因子、丝裂原、能量和营养状态等各种信号，P70S6K 和 4EBP1 是 mTORC1 下游最重要的靶分子，调节细胞生长、增殖、凋亡、代谢和分化等生命过程。mTORC2 由 mTOR、mLST8/GβL、DEPTOR、mTOR 的雷帕霉素不敏感组分（rapamycin-insensitive companion of mTOR，Rictor）、Protor 和 mSIN1 组成与 mTORC1 相比，人们对于 mTORC2 的认识还较为局限。

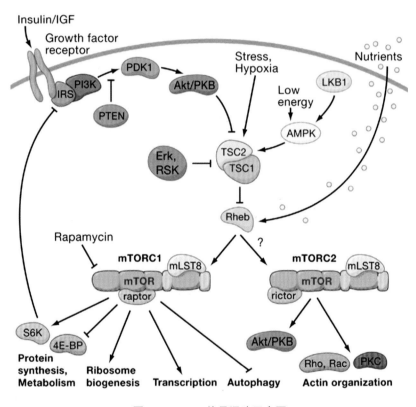

图 21 mTOR 信号通路示意图

3.4 TSC 基因的检测方法

3.4.1 聚合酶链反应 – 单链构想多态性分析（single strand confirmation ploymorphism analysis of polymerase chain reaction products，PCR-SSCP）

多项大样本研究应用该技术检测 TSC 基因致病突变，其阳性率为 50%～70% 左右。该方法的优点是实施较为简单经济，无需特殊设备和试剂，同时可覆盖所有 TSC1 及 TSC2 基因外显子，假阳性率较低。但是该方法敏感性较其他方法低，操作费时费力。

3.4.2 变性高效液相色谱分析（denaturing high-performance liquid chromatography，DHPLC）

Hung 等应用该技术检测了 84 例结节性硬化症患者，发现该方法的阳性率约 76%。Choy 等研究也证实了这一点，并发现对于检测单核苷酸变异，变性高效液相色谱分析有更高的敏感度。该方法的优点为可大批量检测，操作自动化较高且条件易控制，可覆盖所有 TSC 外显子，成本相对较低。缺点是需要特殊仪器，而且检测周期较长。

3.4.3 多重连接探针扩增技术（multiplex ligation-dependent probe amplification，MLPA）

该技术仅适用于 TSC 基因大片段缺失或重排检测，需与其他检测方法相结合，因此不适宜鲜有大片段基因缺失或基因重排的 TSC1 基因的突变检测。

3.4.4 Sanger 测序

该方法为 TSC 基因突变检测的金标准，对 TSC 基因点突变和小片段移码突变具有很好的检测效能，目前该技术已经商业化，其敏感性和特异性均较高，但是不能检测 TSC 基因大片段缺失与重排，对于嵌合体检测的敏感性也较低。

3.4.5 目标序列捕获二代测序（next-generation sequencing，NGS）

目标序列捕获二代测序技术是一种高通量测序技术，具有高准确性、高通量、高灵敏度及低运行成本等突出优势，与传统测序技术相比，更加省时。相比与第一代测序技术，NGS 采用反应实时阅读，显著缩短了检测时间，并可将测序费用降低几个数量级。与传统 Sanger 测序、PCR 及定量 PCR 等检测方式相比，NGS 在全面解决多基因及遗传异质性疾病方面具有更具优势，可同时进行多个样本的检测，而且对于 SNV、缺失或重复的检测准确性更高。相比于多重连接探针扩增（multiplex ligation-dependent probe amplification，MLPA）和单核苷酸多态性微阵列（SNP-Array）等相对高通量检测技术，NGS不仅可检测出已知的致病性突变，还可以发现新的突变位点，同时能避免上述技术检测存在的基因SNP的种族差异性（假阴性）。NGS更适合多样本、多外显子同步筛查，可实现数十个样本，多达上千万个片段的测序分析，为基于人群范围的遗传病筛查奠定了基础，具有极大的临床应用潜能。另一方面，NGS也存在以下不足之处：首先，NGS适用于点突变及20bp以内的缺失插入突变（微小突变）以及外显子水平的纯合型缺失检测，不适用于杂合性基因大片段拷贝数变异、动态突变及复杂重组等特殊类型突变的检测，也不适用于检测基因组结构变异、大片段杂合插入突变及位于基因调节区及深度内含子区的突变。其次，NGS成本相对较高，而且检测周期相对较长。最后，对于可疑的突变一般需进行Sanger法测序验证，所以NGS和Sanger测序技术结合使用可发挥各自优势，满足临床应用的需要。

3.5 TSC基因型和临床表型的关系

由于结节性硬化症的异质性及受累器官的多样性，尽管目前尚未建立TSC基因型与临床表型之间的绝对关系，但现有的研究数据表明TSC2基因突变者临床表型重于TSC1基因突变和未检测到基因突变（no mutation identified，NMI）的患者。北京协和医院泌尿外科对48例国内结节性硬化症相关肾血管平滑肌脂肪瘤患者进行二代测序基因检测。在全部48例TSC-RAML患者中，20例患者发生过RAML破裂出血，3例患者经对症处理后好转，7例患者接受选择性动脉栓塞术，7例患者行肾部分切除术，3例患者行肾全切术，RAML破裂出血概率高达41.7%。39例患者均存在皮肤改变，其中35例患者存在色素脱失斑，34例患者有血管纤维瘤或前额斑块，19例可见鲨革斑，另有8例患者发现"斑斓"皮损。39例患者行头颅MR或CT检查，20例患者可见室管膜下结节（SEN），16例患者表现为皮质发育不良，另有3例患者可见室管膜下巨细胞星形细胞瘤（SEGA）。TSC诊断标准的次要特征中，以牙釉质点状凹陷最为常见，79.2%（38/48）的患者存在牙釉质点状凹陷（表2）。

39 例患者可检测到 TSC2 基因突变，TSC1 基因突变者 5 例，未发现基因突变者 4 例，48 例患者中总的突变检出率为 91.6%。考虑 TSC1 基因突变和 NMI 患者例数较少，将两者合并为非 TSC2 基因组分析，TSC2 突变组患者与其相比较两组在年龄、性别和癫痫病史等方面差异无统计学意义。TSC2 突变组患者色素脱失斑及牙釉质点状凹陷发生率显著高于非 TSC2 基因突变患者（表2）。

在 RAML 特征方面，TSC2 突变组患者中 74.3%（29/39）的 RAML 最大直径≥4cm，显著高于非 TSC2 突变患者中的 33.3%（3/9），差异具有统计学意义。TSC2 突变组患者 RAML 平均最大直径为 9.40cm，显著高于非 TSC2 突变患者的 4.68cm，差异具有统计学意义。TSC2 突变组患者 RAML 破裂出血接受侵入性治疗的概率为 41.0%，非 TSC2 突变组患者 RAML 破裂出血接受侵入性治疗的概率约 11.1%，但是两组之间无统计学差异（表2）。

表 2　临床诊断 TSC-RAML 患者的基因型与临床表型相关性

特征	全部 TSC-RAML	TSC2-RAML 突变	非 TSC2-RAML 突变	P 值
年龄（M ± SD）	26.27 ± 11.09	25.64 ± 11.38	29.00 ± 9.88	0.71
性别				
男	18	14	4	0.63
女	30	25	5	
癫痫病史	17/48	14/39	3/9	0.88
主要特征				
色素脱失斑	33/48（68.7%）	31/39（79.5%）	2/9（22.2%）	0.0008
血管纤维瘤或头部纤维斑块	37/48（77.1%）	32/39（82.1%）	5/9（55.6%）	0.08
指（趾）甲纤维瘤	26/48（54.2%）	23/39（59.0%）	3/9（33.3%）	0.16
鲨革斑	19/48（39.6%）	17/39（43.6%）	2/9（22.2%）	0.23
多发性视网膜错构瘤	3/11（27.3%）	3/11（27.3%）	－	－

续表

特征	全部 TSC-RAML	TSC2-RAML 突变	非 TSC2-RAML 突变	P 值
皮质发育不良	16/39（41.0%）	15/33（45.5%）	1/6（16.7%）	0.18
SEN	20/39（51.3%）	18/33（54.5%）	2/6（33.3%）	0.33
SEGA	3/39（7.6%）	3/33（9.1%）	0/6（0%）	0.44
心脏横纹肌瘤	1/6（16.7%）	1/6（16.7%）	–	–
LAM	8/21（38.1%）	7/16（43.8%）	1/5（20.0%）	0.33
RAML	48/48（100%）	39/39（100%）	9/9（100%）	–
次要特征				
牙釉质点状凹陷	38/48（79.2%）	34/39（87.2%）	4/9（44.4%）	0.004
口腔纤维瘤	15/48（31.3%）	13/39（33.3%）	2/9（22.2%）	0.51
非肾脏错构瘤	13/43（30.2%）	10/34（29.4%）	3/9（33.3%）	0.81
视网膜色素斑	2/11（18.2%）	2/11（18.2%）	–	–
"斑斓"皮损	8/48（16.7%）	6/39（15.4%）	2/9（22.2%）	0.61
多发性肾囊肿	4/48（8.3%）	3/39（7.7%）	1/9（11.1%）	0.73
RAML				
$D_L < 4cm$	16/48（20.8%）	10/39（25.6%）	6/9（66.7%）	0.01
$D_L \geq 4cm$	32/48（66.7%）	29/39（74.3%）	3/9（33.3%）	
D_L（M ± SD，cm）	8.52 ± 6.43	9.40 ± 6.68	4.68 ± 3.35	0.04
AML 出血病史	20/48（41.7%）	18/39（46.2%）	2/9（22.2%）	0.18
侵入性操作	17/48（35.4%）	16/39（41.0%）	1/9（11.1%）	0.09
动脉栓塞术		7	–	
肾部分切除术		6	1	
肾切除术		3	–	

3.5.1　基因型与肾脏表型

结节性硬化症累及肾脏可表现为血管平滑肌脂肪瘤、多发肾囊肿及肾癌，AML 可见于约 80% 的成年 TSC 患者，肾囊肿可见于近一半的患者。结节性硬化症患者年幼时候检查发现的肾囊肿往往提示存在 TSC2 和 PDK1（polycystic kidney disease 1，PDK1）基因突变。PDK1 基因位于 TSC2 基因下游 60bp 的位置，TSC2 基因大片段的缺失突变往往同时累及邻近的 PDK1 基因，也就导致所谓的 TSC2/PDK1 连续基因综合征（TSC2/PDK1 contiguous gene syndrome，PKDTS），往往导致严重的肾脏表型。

在所有患者中，TSC1 基因突变患者发生 AML 概率约为 15%，远低于 TSC2 基因突变患者的 58% 和 NMI 患者的 43% 的发生率。TSC1 基因突变患者发生肾囊肿的概率约为 15%，低于 TSC2 基因突变患者的 27% 和 NMI 患者的 24% 的发生率。目前，相对于 TSC1 基因突变患者和 NMI 患者，TSC2 基因突变的患者的 AML 和肾囊肿的临床表型是否更加严重尚存争议。

3.5.2　基因型与神经系统表型

皮质结节可见于近 90% 的结节性硬化症患者，增强扫描时结节不被强化，常见于额叶和颞叶，如白质受累，可表现为低密度。TSC2 基因突变患者中皮质结节的发生率约为 91%，高于 TSC1 基因突变患者中的 76% 和 NMI 患者中的 73% 的发生率。值得注意的是，头颅磁共振上表现为囊样（cyst-like）的皮质结节，与 TSC2 基因突变及更严重的癫痫表现密切相关。室管膜下结节（SEN）主要沿侧脑室及第三脑室边缘分布，可见于约 80% 的结节性硬化症患者。值得注意的是，位于邻近室间孔的位置直径 >5mm 的结节，且 CT 增强扫描强化明显者，往往提示有较高的向室管膜下巨细胞星形细胞瘤（SEGA）转化的风险。TSC1 基因突变患者中 SEN 发生率约为 78%，而 TSC2 基因突变和 NMI 患者中其发生率分别为 91% 和 72%。SEGA 可累及约 5%～15% 的结节性硬化症患者，可堵塞室间孔造成脑积水，是导致结节性硬化症患者死亡的主要原因之一。TSC2 基因突变患者中 SEGA 的发生率约为 26%，高于 TSC1 基因突变患者中的 20% 和 NMI 患者中的 11% 的发生率。目前尚无研究报道基因型与脑白质放射状移行线表型之间关系。此外，TSC2 基因突变患者发生癫痫、智力障碍及精神障碍（如自闭症、注意力缺陷及多动症等）的概率均高于 TSC1 基因突变和 NMI 的结节性硬化症患者。

3.5.3 基因型与心脏表型

结节性硬化症患者心脏病变的累及率约 60%，主要表现为心脏横纹肌瘤（cardiac rhabdomyomas，CR），围生期和婴幼儿期是 CR 发生的两个高峰年龄段。CR 通常是无症状的，部分病人可出现严重心律失常和 Wolff-Parkinson-White 综合征，甚至心力衰竭。CR 的特别之处在于随着年龄增大，CR 可自发缩小直至消失。TSC2 基因突变患者 CR 的发生率约为 52%，稍高于 NMI 患者中的 41% 和 TSC1 基因突变患者中的 39%，而且 TSC2 基因突变的患者更易导致严重的心律失常甚至心衰发生。

3.5.4 基因型与皮肤表型

皮肤表现往往是临床医生诊断结节性硬化症的首要信息，色素脱失斑可见于 90% 的结节性硬化症患者，而 70% 结节性硬化症患者可有面部血管纤维瘤。TSC1 基因突变和 TSC2 基因突变患者中发生色素脱失斑的概率略高于NMI 患者，但差异不大。TSC2 基因突变患者面部血管纤维瘤的发生率为76%，高于 NMI 患者中的 69% 和 TSC1 基因突变患者中的 55%。

3.5.5 基因型与肺淋巴管肌瘤病表型

肺淋巴管肌瘤病（lymphangioleiomyomatosis，LAM）是一种非常罕见的弥漫性肺部囊性疾病，临床以反复发生的气胸、乳糜胸、和进行性进展的呼吸困难为特征，女性多见，可见于约 47% 女性结节性硬化症患者。TSC2 基因突变患者中 LAM 的发生率约为 30%，高于 TSC1 基因突变患者中的 12%，但是在 NMI 患者中 LAM 发生率高达 80%，这可能是由于样本量较小产生了偏倚。

3.5.6 基因型与眼科表型

结节性硬化症累及视光系统局限于视网膜，可见于约一半的患者，除非累及黄斑或视神经，一般无临床症状。TSC1 基因突变的患者视网膜受累的概率约为8%，远低于TSC2基因突变患者的40%和NMI患者的25%。此外，视网膜受累及的结节性硬化症患者临床表型更加严重，合并SEGA、肾AML、智力障碍及癫痫的发生率显著升高。

3.5.7　基因型与肝脏表型

肝脏受累几乎不引起临床症状，因此结节性硬化症累及肝脏的发生率可能高于现有报道的16%~24%。在肾脏血管平滑肌脂肪瘤的结节性硬化症患者中，肝脏血管平滑肌脂肪瘤更为常见，但是通常肝脏AML出现时间比较晚而且生长速度较慢，而且与患者的死亡率并无关联。TSC2基因突变的患者肝脏AML发生率要高于TSC1基因突变患者，而且肝脏AML体积更大。NMI患者中肝囊肿的发生率要高于TSC2基因突变患者，但肝脏AML发生率较低。

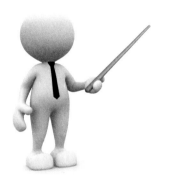

二、
结节性硬化症相关肾脏病变

1. 肾血管平滑肌脂肪瘤

1.1　结节性硬化症相关肾血管平滑肌脂肪瘤概述

肾血管平滑肌脂肪瘤（renal angiomyolipoma，RAML）可见于70%~80%成年结节性硬化症患者，常常为双侧、多发病变，肿瘤的大小及数量随着年龄增长而逐渐增加，从而引起腹部巨大肿块、阵发性或持续性腹痛，甚至发生急性腹膜后大出血，严重者可造成低血容量休克甚至死亡，少数患者可发生肾功能不全、尿毒症等终末期肾病，是结节性硬化症成年患者致死最常见的原因。肾血管平滑肌脂肪瘤最早于1900年由Grawitz教授报道，1911年Fischer教授首次对其病理学特点予以描述，经典型RAML由厚壁血管、平滑肌组织和大量成熟脂肪组织组成。RAML最初被认为是错构瘤的一种形式，但是最近的证据表明其是单克隆来源，而非多克隆源性。

1.2　病因学和病理学

过去认为RAML是一种错构瘤，是因先天发育异常导致正常组织的异常增殖，而非肿瘤起源。Green教授和Paradis教授等人的研究显示，RAML患者染色体存在非随机失活，这证实了其单克隆性起源。散发性RAML病例，存在*16p13*染色体上TSC2基因的缺失或其他克隆性染色体畸变。此外，血管周围上皮细胞（perivascular epithelial cell，PEC）被确定为RAML的共同始祖细胞，血管、平滑肌和成熟脂肪组织这3种细胞成分均由其克隆增殖而来。

RAML在组织学上可分为经典型AML和上皮样AML。经典型AML的典型大体病理为境界清楚的肿块，切面可呈灰白色、粉红色或黄色，切面颜色取决于肿瘤内脂肪含量。组织学上，经典型AML由比例各异的血管、平滑肌和脂肪成分组成，每种成分均可占有主导或完全缺如。典型的血管表现为偏心厚壁血管。血管周围围绕梭形细胞，具有平滑肌细胞及黑色素细胞的特点，可表现为成熟的平滑肌细胞、不成熟的梭形细胞和上皮样细胞。夹杂于梭形细胞之间的成熟脂肪细胞无细胞异型性。免疫组化染色方面，AML 的梭形细胞成分使得黑色素性（HMB45 和 Melan-A）以及肌源性（SMA）标志物常呈阳性表达，而角蛋白及其他上皮性标志物表达阴性。

对于 EAML 的病理学定义，目前尚未达成统一意见，通常认为 EAML 是一种在经典型 AML 的结构基础上，存在并以上皮样细胞成分增生为主的特殊类型的 AML，是一种具有恶性潜能的间叶性肿瘤，但是对于上皮样细胞成分所占比例并未达成统一定义。Aydin 等定义 EAML 的标准是至少含有 10% 的上皮样组织，而纯上皮样 RAML 的诊断标准更为严苛，定义为至少含有 80% 的上皮样组织，但含量不超过 95%。EAML 肿瘤体积一般较大，最大径平均 9～10cm，部分肿瘤可见包膜，切面灰白或灰褐色，实性，质韧；肿瘤内血管和脂肪含量高者切面灰红或灰黄色。

与经典型 RAML 相比，EAML 肿瘤内出血和坏死更常见，其外观可呈鱼肉状，质脆，易碎。肿瘤可与周围组织粘连，穿透肾包膜浸润肾周脂肪组织，累及周围淋巴结，也可进入肾窦侵及血管，沿着肾静脉或腔静脉扩散，形成多灶性病变。组织学上 EAML 肿瘤细胞呈圆形、短梭形或多边形，部分胞质透亮似透明细胞，部分胞质丰富嗜酸性，围绕不规则的厚壁血管呈套袖状排列，或片巢状、结节状、弥漫分布。黑色素性（HMB45、Melan-A）以及肌源性（SMA、MSA）标志物常呈阳性表达，而上皮性标志物表达阴性。

1.3 诊断

肾血管平滑肌脂肪瘤的诊断主要依靠影像学检查。超声检查价廉易得，典型的图像表现为强回声光团，界限清楚，内部回声不均匀，但也可因肿瘤继发出血或液化、肿瘤内成分比例不同而导致图像低回声、无回声或混合回声等。CT 表现为大小不等，多房状，有分隔，边缘清晰的低密度脂肪成分，有条索状组织存在。CT 值 < -10Hu 可认为存在脂肪组织。RAML 的 CT 值一般介于 -40～-20Hu 之间；如有出血或脂肪成分较少，其密度增加，CT 值为 20～60Hu。增强扫描可不均匀强化，但乏脂肪 RAML 具有强化均匀和持续显影的特点。MRI 检查中 RAML 的脂肪成分 T1 加权像显示高信号，T2 加权像显示低信号，压脂序列有助于与腹膜后脂肪相鉴别。由于肾细胞癌在

T1 加权像常显示低信号，T2 加权像显示高信号，故 MRI 能有效鉴别 RAML 与肾癌。此外，MRI 还能提供多平面影像重建，与增强 CT 相比不受肾功能不全、肾衰竭等限制。因此，推荐 MRI 为诊断及随访结节性硬化症相关肾血管平滑肌脂肪瘤的首选影像学检查。选择性动脉造影对 RAML 与肾癌的鉴别具有较高的价值，尤其是直径在 1cm 左右的肿瘤。RAML 在动脉期呈病理血管，为多发性似葡萄状假动脉瘤样扩张，实质期呈界限清晰的透亮区，静脉期呈螺旋状葱皮样改变。

RAML 临床分级通过 MRU 或腹盆增强 CT 报告 RAML 大小，数目及肾脏形态进行划分。

表 3　肾脏血管平滑肌脂肪瘤临床分级

分级	RAML 数目	RAML 大小	肾脏解剖形态
0 级	无法评估*	无法评估*	正常
1 级	≤5	1～3.5cm	正常
2 级	>5	1～3.5cm	正常
3 级	≤5	至少 1 个直径≥3.5cm	解剖结构完整
4 级	>5	1～4≥3.5cm	解剖结构完整
5 级	>5	至少 5 个直径≥3.5cm	解剖结构尚可辨认
6 级	>5	至少 1 个直径≥5cm	解剖结构不能辨认

* CT 或 MR 无法评估最大直径 <1cm 的 RAML 病灶。

1.4　治疗

1.4.1　观察等待（watchful waiting）

观察等待是一种非药物、非手术的治疗措施，包括患者疾病教育、生活方式指导、定期监测等。结节性硬化症相关 RAML 组织学上属于良性肿瘤，虽然上皮样 RAML 可能发展为恶性肿瘤，但其发展过程较难预测，并非所有患者均会出现肿瘤破裂出血。因此对于部分低风险的患者，观察等待可以是一种合适的处理方式，尤其是瘤径 <4cm、无明显不适症状的未成年患者。

长期以来，肾脏血管平滑肌脂肪瘤的干预标准为瘤径≥4cm、出现临床症状、可疑恶性肿瘤以及育龄妇女。肾血管平滑肌脂肪瘤直径大于4cm发生破裂出血的风险显著增加，但是近年来也有研究证实对于散发性错构瘤即使瘤径≥4cm，由于其年生长速度较慢，也可采取主动监测的方式观察。但是结节性硬化症相关RAML患者需密切监测肿瘤的爆发性增长及恶性潜能，这是由于结节性硬化症相关RAML患者的肿瘤生长速度显著快于散发性RAML。SeyamRM等研究发现散发性肾血管平滑肌脂肪瘤年生长率约为0.19cm，而结节性硬化症相关肾血管平滑肌脂肪瘤的年生长速度约为1.25cm，P<0.5。因此对于TSC-RAML患者的主动监测需更加谨慎并密切随访。

（1）患者教育：应该向接受观察等待的患者提供结节性硬化症疾病相关知识，包括疾病的进展及潜在恶性肿瘤可能性，特别应该让患者了解观察等待的效果和预后。

（2）生活方式的指导：避免剧烈活动，尤其应避免身体猛烈撞击等，可能引起肾血管平滑肌脂肪瘤破裂出血的事件发生。完善智力评估，对于智力有缺陷的患者提供必要的生活辅助。

（3）基因检测：在观察等待过程中可完善基因检测，它有利于疾病进展后药物治疗方案的制定，也可以辅助诊断临床表现不典型的结节性硬化症。此外，对于育龄期妇女，早期行基因检测对于优生优育有指导性作用，可通过试管婴儿或孕早期羊水穿刺基因检测有效避免突变基因遗传。

（4）定期复查：定期复查是接受观察等待结节性硬化症相关肾血管平滑肌脂肪瘤患者的重要临床过程。定期完善头颅（磁共振或CT）、心脏（超声心动）、肺（HRCT）及眼底（眼底镜或OCT）等结节性硬化症累及器官的检查及评估。每1~3年腹部磁共振或CT评估RAML进展情况。每年定期评估肾脏功能（肾血流功能检查和血肌酐检测）。定期监测血压波动情况，对于血压升高或肾功能受损的患者要密切监测。根据这些个体的风险评估结果，并根据患者的愿望调整为mTOR抑制剂治疗或外科治疗。

推荐意见：推荐TSC-RAML瘤径<3cm天明显不适症状以及未成年患者进行主动监测。

1.4.2 药物治疗

2012 年国际结节性硬化症委员会推荐哺乳动物雷帕霉素靶蛋白（mammalian target of rapamycin，mTOR）抑制剂治疗为治疗 TSC-RAML 的一线方案。目前，临床应用的 mTOR 抑制剂主要包括西罗莫司，替西罗莫司及依维莫司。西罗莫司（Sirolimus），又名雷帕霉素（Rapamycin），它进入细胞后便和胞内受体 FKBP12 形成复合物，抑制 mTOR 蛋白的活性，阻断蛋白合成和导致细胞周期停滞（图 22）。替西罗莫司（Temsirolimus）是西罗莫司的前体，与西罗莫司相比，其水溶性较差，临床应用需要通过静脉途径给药，由于替西罗莫司进入人体后 15min 内就能够经水解作用代谢成西罗莫司，2 小时达高峰，因此，究竟哪种药物活性在临床治疗中起主导作用尚存争议。依维莫司（Everolimus）是西罗莫司衍生物，与西罗莫司相比，在具有相似的靶向亲和力、免疫抑制及抗肿瘤活性的同时，具有更好的血脑屏障穿透性、水溶性、生物利用度及更短的半衰期，且具有更高的安全性。依维莫司是目前国内唯一药监局批准用于治疗 TSC-RAML 的临床药物。

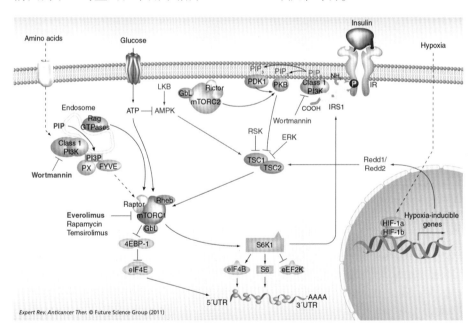

图 22　图 22 mTOR 抑制剂治疗结节性硬化症的分子机制示意图

（1）依维莫司

EXIST-2 为一项随机、双盲、安慰剂对照的国际多中心Ⅲ期临床试验，纳入 118 例 TSC-RAML 或 LAM-RAML 患者，以 2∶1 的比例将患者随机分为依维莫司治疗组（n = 79，10mg/d）及安慰剂组（n = 39），以目标肾血管平滑肌脂肪瘤体积缩小 50% 以上为主要研究终点。截止至 2011 年 7 月 30 的数据发表在《柳叶刀》。依维莫司组有效率为 42%，而安慰剂组为 0%。依维莫司治疗 24 周时，55%（39/71）的患者 RAML 体积较基线水平减小了 50% 以上，安慰剂组为 0%（0/33）；80%（57/71）的依维莫司治疗组患者的 RAML 体积较基线水平减小 30% 以上，安慰剂组中为 3%（1/33）。2016 年，EXIST-2 研究小组再次更新至 2013 年 5 月 1 日的临床研究数据，数据显示依维莫司组平均口服用药 28.9 个月时 54% 的患者肾血管平滑肌脂肪瘤体积缩小 50% 以上，在依维莫司治疗 96 周时分别有 81.6% 和 64.5% 的患者肾血管平滑肌脂肪瘤体积分别缩小 30% 和 50% 以上。值得欣喜的是 EXIST-2 研究小组发现血浆中 VEGF – D 和Ⅳ型胶原（collagen type Ⅳ，COL-Ⅳ）不仅与 TSC-RAML 患者基线肾血管平滑肌脂肪瘤体积相关，还可以作为监测依维莫司治疗有效性的有力指标。

此外，同时期进行的 EXIST-1 为一项随机、双盲、安慰剂对照的多中心Ⅲ期临床试验，以结节性硬化症相关的室管膜下巨细胞星形细胞瘤（subependymal giant cell astrocytoma，TSC-SEGA）的临床有效率为主要研究终点。给予每日口服依维莫司 $4.5mg/m^2$ 血药浓度为 5 ~ 15ng/ml。对其中同时合并有肾血管平滑肌脂肪瘤患者进行亚组分析时，依维莫司组有效率（目标肾血管平滑肌脂肪瘤体积缩小 50% 以上）为 53.3%（16/30），而安慰剂组的数据为 0%（0/14）。在治疗 12 周、24 周和 48 周时肾血管平滑肌脂肪瘤体积较基线水平减小 30% 以上的患者依维莫司组分别为 82.6%、100% 和 100%，相对应的安慰剂组数据分别为 8.3%，18.2% 和 16.7% P 值。上述临床试验结果提示依维莫司治疗 TSC-RAML 或 LAM-RAML 的疗效显著。

北京协和医院泌尿外科 2014 年 11 月开展了国内第一项评估依维莫司治疗 TSC-RAML 的疗效及安全性的单中心、非随机、开放性的Ⅱ期临床试验（中国临床试验注册中心注册号：ChiCTR-OPC-14005488），纳入 18 例临床确诊的 TSC-RAML 患者（表 4），给予依维莫司 10mg/d 口服，常规随访时间为开始服药后第 3、6、12 及 24 个月，详细评估疗效及治疗相关不良事件。

表 4　例 TSC-RAML 患者人口学特征

人口学特征	N = 18 n（%）
年龄（岁）	
平均数（SD）平均数 ± SD	29.56（7.01）29.56 ± 7.01
范围	20 ~ 46
年龄（岁）	
< 30	9（50%）
≥ 30	9（50%）
性别	
女性	12（66.7%）
男性	6（33.3%）
肾血管平滑肌脂肪瘤最大病灶的最长直径	
≥ 8 cm	14（77.8%）
≥ 4 cm 且 < 8 cm	4（22.2%）
< 4 cm	0（0%）
最长直径≥1cm 的血管平滑肌脂肪瘤靶病灶数量	
1 ~ 5	6（33.3%）
6 ~ 10	5（27.8%）
>10	7（38.9%）
肾血管平滑肌脂肪瘤靶病灶总体积（cm^3）	
平均数（SD）	1892（2863）
范围	62.33 ~ 9482
任何既往的抗血管平滑肌脂肪瘤药物治疗/手术	
手术/侵入性操作	6（33.3%）
肾栓塞术	2（11.1%）
肾切除术	4（22.2%）

截至 2016 年 12 月我们已完成 18 例患者全部入组，18 例患者均已获得研究核心期（1 年）临床数据，表 4 为全部入组患者的基线信息。依维莫司治疗 12 周时，50%（9/18）的患者的 RAML 体积较基线水平减小了 50% 以上，RAML 体积平均缩小 52.49%；24 周时，58.82%（10/17）的患者的 RAML 体积较基线水平减小了 50% 以上，RAML 体积平均缩小 55.73%；48 周时，62.5%（10/16）的患者的 RAML 体积较基线水平减小了 50% 以上，RAML 体积平均缩小 56.24%。其中 12 例患者在为期 1 年的核心治疗期间 RAML 体积缩小达到或超过 50%（图 23）。上述结果显示依维莫司治疗结节性硬化相关肾血管平滑肌脂肪瘤疗效显著。基于本项临床研究数据，依维莫司治疗 TSC-RAML 适应证于 2016 年 12 月获得了 CFDA 的批准，成为目前国内外具有治疗 RSC-RAML 适应证的唯一的药物。

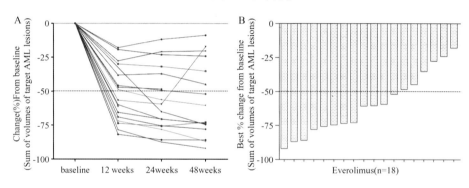

图 23　血管平滑肌脂肪瘤靶病灶总体积与基线相比的最佳百分比改变的瀑布图

副作用及监测：依维莫司治疗结节性硬化症相关肾血管平滑肌脂肪瘤期间应主动监测肿瘤的生长，血压和肾功能。最初每 6～8 周一次，稳定后可每 3～4 个月一次。患者应接受相关药物服用的知识普及，特别是对那些发生严重副作用的患者，如肺炎、早期口腔炎或贫血患者。如果患者存在急性或慢性肾衰竭、快速增加的尿蛋白或处于围手术期（手术前 1 周至手术后 1 周），应停止治疗，并主动监测。Ex2sT-2 试验中依组疗程达 3 年，但依维莫司治疗的最佳持续时间仍不清楚。北京协和医院泌尿外科开展的国内第一项依维莫司治疗 TSC-RAML 的疗效及安全性的研究显示，在依维莫司治疗 TSC-RAML 副作用方面，国人的数据与目前国外临床研究报道的数据基本一致（表 4）。

表5 怀疑与研究药物有关的不良事件

不良事件	依维莫司（n = 18）			
	全部	3 级	4 级	死亡
口腔黏膜炎	18（100%）	2（11.1%）	–	–
月经失调	11（91.7%）	3（25.0%）	–	–
肺炎	1（5.6%）	1（5.6%）	–	–
腹痛	14（77.8%）	–	–	–
高甘油三酯血症	11（61.1%）	–	–	–
痤疮样皮疹	8（44.4%）	–	–	–
高胆固醇血症	8（44.4%）	–	–	–
头痛	6（33.3%）	–	–	–
碱性磷酸酶增高	5（27.8%）	–	–	–
γ 谷氨酰胺转移酶增高	4（22.2%）	–	–	–
低磷血症	4（22.2%）	–	–	–
腹泻	3（16.7%）	–	–	–
上呼吸道感染	3（16.7%）	–	–	–
蛋白尿	2（11.1%）	–	–	–
全身乏力	2（11.1%）	–	–	–
发热	2（11.1%）	–	–	–
尿路感染	2（11.1%）	–	–	–
便秘	2（11.1%）	–	–	–
淋巴细胞减少	2（11.1%）	–	–	–
呕吐	1（5.6%）	–	–	–
中性粒细胞减少	1（5.6%）	–	–	–

本研究共入组18例患者，所有患者均接受至少12周依维莫司的治疗，至少包括服药后4周和服药后12周两次安全性评估数据，进行安全性分析

（表5）。参加本研究的全部18例病人均发生不同程度的不良事件，以1级和2级不良事件为主，3级不良事件包括月经失调、口腔黏膜炎、蛋白尿及肺炎。

患者8和患者12在依维莫司治疗4周和6周时发生3级口腔黏膜炎不良事件，分别予以减半量（5mg qd）2周和4周后，症状好转。女性患者3、6和17因为闭经持续超过6个月，归为3级不良事件，未予特殊处理，分别在7个月、8个月和8个月是恢复不规则月经。患者1于依维莫司治疗8周时发生肺炎，予以输液抗感染治疗1周，停药2周后痊愈。患者9于依维莫司治疗12周时因24小时尿蛋白定量＞3.5g，归为3级不良反应，未予特殊处理，2周、4周和8周后分别复查24小时尿蛋白定量＜1g。

患者16在依维莫司治疗16周时突发血管平滑肌脂肪瘤破裂出血，与当地医院急诊抢救不治身亡，为本研究中第1例死亡的患者，考虑靶病灶总体积在12周评估时明显缩小（＞50%），且出血前有明确诱因（不慎摔倒），考虑为肿瘤本身破裂出血，与依维莫司治疗无明确相关性。

患者9在依维莫司治疗24周时靶病灶总体积明显缩小（＞50%），但在依维莫司治疗48周复查时靶病灶总体积明显增大，考虑患者上皮样血管平滑肌脂肪瘤可能性大，不能除外骨转移和腹膜后淋巴结转移，行左肾根治性切除术，术后病理提示上皮样血管平滑肌脂肪瘤，伴腹膜后多发淋巴结转移，术后1个月因肺部感染于当地医院去世，考虑肿瘤恶性潜能进展所致，与依维莫司治疗无明确相关性。

（2）西罗莫司

Bissler等开展的一项为期24个月非随机、开放性的临床试验，纳入了19例肾脏血管平滑肌脂肪瘤合并结节性硬化症（TSC-RAML）和6例散发性淋巴管肌瘤病（sporadic lymphagioleiomatosis，SLAM-RAML）患者，起始剂量每日给予西罗莫司0.25 mg/m^2，使血药浓度维持在1~5ng/ml；2个月随访期若目标肾血管平滑肌脂肪瘤直径缩小＜10%，增加药物剂量使血药浓度维持在5~10ng/ml；4个月随访期若目标肾血管平滑肌脂肪瘤直径缩小＜10%，再次增加药物剂量使血药浓度维持在10~15ng/ml；以后采取随访第4个月时的剂量维持治疗到第12个月，停药后继续随访至24个月。结果显示，用药后12个月时，获得随访的20例患者的肾血管平滑肌脂肪瘤平均体积为基线水平的53.2%，随访至24个月时，肾血管平滑肌脂肪瘤平均体积为基线水平的85.9%。说明西罗莫司治疗TSC-RAML或LAM-RAML患者具有良好疗效，但停药后RAML将继续增长。

另一项多中心、非随机、开放性的Ⅱ期临床研究纳入 16 例 TSC-RAML 或 LAM-RAML 患者，给予西罗莫司（起始剂量每日 0.5 mg/m²）治疗 2 年，维持血药浓度 3～10ng/ml，其中 50% 的患者获得部分缓解，其中 8 例患者的肾血管平滑肌脂肪瘤最大直径之和减小了 30%。Cabrera-Lopez 等开展的一项为期 2 年单中心、开放性的Ⅱ/Ⅲ期临床研究中纳入 17 例 TSC-RAML 患者，给予西罗莫司口服维持血药浓度 4～8ng/ml，其中 10 例患者肾血管平滑肌脂肪瘤体积缩小基线水平的 50% 以上，6 个月和 12 个月时肾血管平滑肌脂肪瘤体积分别平均缩小 55.18% 和 66.38%。但是与 12 个月数据相比，24 个月时肾血管平滑肌脂肪瘤体积未见进一步缩小，这也提示西罗莫司治疗 TSC-RAML 存在一定耐药性。

值得注意的是，另一项多中心、开放性的Ⅱ期临床研究中，纳入 36 例 TSC-RAML 或 LAM-RAML 患者中，口服西罗莫司治疗 52 周时其中 16 例（44.4%）患者肾血管平滑肌脂肪瘤总直径缩小≥30%，而且血浆中血管内皮生长因子-D（vascular endothelial growth factor-D，VEGF-D）的水平可以作为用于监测西罗莫司治疗有效性的良好指标。

副作用及监测：西罗莫司治疗 TSC-RAML 的不良反应以 1～2 级为主，其中口腔溃疡、上呼吸道感染、口腔炎及高脂血症最常见，3 级不良反应较少，主要是心包炎、骨髓抑制及房性心律失常等，部分女性患者可能出现月经不规律或闭经现象，多数可自然好转或经短期服用黄体酮后改善。极少数患者可出现抽搐为代表的 4 级不良反应，常与患者既往有反复癫痫发作病史有关。应用西罗莫司治疗 TSC-RAML 过程中需严密监测其血药浓度，应根据患者具体情况调整合适用量，以达到最佳疗效的同时降低不良反应的发生。

推荐意见：推荐使用 mTOR 抑制剂依维莫司。成年患者予以依维莫司 10mg qd 口服治疗，有条件者可以定期监测血药浓度，每 3～6 个月复查磁共振或 CT 评估靶病灶大小变化情况。

1.4.3　选择性动脉栓塞

TSC-RAML 最大瘤径 <4 cm 者肿瘤增长较缓慢，行介入动脉栓塞等有创性治疗概率较小；50%～60% 的瘤体直径 >4 cm，可出现自发性出血，甚至突发腹膜后大出血导致死亡。因此，选择性肾动脉栓塞是目前控制 RAML 活动性出血和预防瘤体破裂出血的首选治疗手段，适用于肿瘤体积较大、TSC-RAML。Ewalt 等报道经导管栓塞治疗 16 例 TSC-AML 的长期疗效，共行 18

次栓塞治疗 27 个肿瘤，术中未发生并发症，术后 11 例发生栓塞后综合征；随访 3 ~ 9 年，16 例肿瘤体积均有不同程度缩小，无出血和肾衰竭发生。Kothary 等报道 10 例 TSC-RAML 采用碘油 – 无水乙醇混合栓塞 21 个肿瘤，6 例患者共 9 个病灶复发，病灶复发率 43%；复发 6 例因肿瘤再出血而行 2 次栓塞，与首次栓塞平均间隔时间为 78.7 个月；采用同样栓塞方法治疗的 9 例散发性 S-RAML，长期术后随访未见肿瘤复发，提示相对于 S-RAML 患者而言，TSC-RAML 患者行选择性动脉栓塞治疗术后复发率明显增高。

但是 RAML 的大小并不是评价出血风险的唯一因素，还需考虑肿瘤的血管富集及脂肪的含量，对于脂肪含量较多的和血管富集较少的肾血管平滑肌脂肪瘤，栓塞后的肿瘤减小效果并不是很理想。肿瘤内部是否存在直径大于 5mm 的微小动脉瘤，也是影响肿瘤破裂出血的重要因素。2012 年国际结节性硬化症委员会推荐选择动脉栓塞作为 TSC-AML 破裂出血的首选治疗方式，应该尽可能避免施行肾切除术或肾部分切除术等损失肾单位的手术。

推荐意见：推荐选择性动脉栓塞为结节性硬化症相关肾血管平滑肌脂肪瘤破裂出血的一线治疗方案；如 mTOR 抑制剂治疗不可用，选择性动脉栓塞是进展性 TSC-RAML 的二线选择。

1. 4. 4　手术或微创治疗

对于 mTOR 抑制剂治疗无效或进展的 TSC-AML、具有恶性潜能的上皮样血管平滑肌脂肪瘤以及部分单个瘤径巨大的肾血管平滑肌脂肪瘤患者，手术治疗是最后的一道防线。对于部分破裂出血风险较高的 TSC-RAML 患者，也可采用局部射频及微波消融治疗，但是对于术后远期肾脏功能评估的试验数据目前尚不多。应该尽量避免肾切除术等易导致肾功能不全的手术。

推荐意见：手术是最后的治疗手段，存在肾功能丧失的可能，但是对于高度怀疑 EAML 者宜早期手术治疗。

表 6　TSC-RAML 的推荐治疗意见

- 推荐瘤径 <3cm，无明显不适症状以及未成年患者进行主动监测
- mTOR 抑制剂治疗是短期内无症状、进展期血管平滑肌脂肪瘤（ >3cm）的一线治疗
- 如 mTOR 抑制剂治疗不可用，栓塞是进展期肾血管平滑肌脂肪瘤的二线选择

- 选择性动脉栓塞是 TSC-RAML 破裂性出血或合并动脉瘤的一线治疗
- 手术是最后的治疗手段，存在肾功能丧失的可能；但是对于高度怀疑上皮样血管平滑肌脂肪瘤者应宜手术治疗

2. 多发肾囊肿

结节性硬化症累及肾脏还可表现为肾囊肿，可单发或多发，可见于14%~53% 的 TSC 患者。当 TSC2 基因大片段缺失合并 PKD1 基因缺失时可导致严重的临床表型——TSC2/PDK1 连续基因综合征（TSC2/PKD1 contiguous gene syndrome，PKDTS），临床可出现高血压、囊肿破裂或出血，部分患者可进展至肾衰竭。

2.1 病因

PKD1 基因定位于染色体 16p13.3，编码蛋白质产物为多囊蛋白-1（polycystin 1，PC1），PC1 为 11 次跨膜的大分子蛋白，分子量约 500kD，介导细胞－细胞间和细胞－基质间的相互作用，是导致常染色体显性遗传性多囊肾的最主要致病基因。目前认为 PC1 主要起信号传递感受器的作用，将细胞外环境信号传递给细胞内信号分子。此外，PC1 还能以类似 Notch 信号的方式对 C-端胞质片段进行剪切并转运到细胞核内调节基因转录。PKD1 基因位于 TSC2 基因下游 60bp 的位置，TSC2 基因大片段的缺失突变往往累及邻近的 PKD1 基因，从而导致 TSC2/PKD1 连续基因综合征（PKDTS），可表现为严重的肾脏表型。

PKD1 基因突变影响肾小管上皮细胞纤毛的机械感知功能，而这一功能缺陷会引起肾小管上皮细胞增殖失控和过度分泌，导致沿肾单位的各个节段产生囊性结构。几种不同的多囊肾动物模型和人类常染色体显性多囊肾病

（autosomal dominant polycystic kidney disease，ADPKD）均提示肾小管上皮细胞的纤毛功能改变会直接激活 mTOR 信号通路。PKD1 的突变通过 mTOR 引起 ADPKD 患者囊壁衬里细胞的异常增殖，并抑制细胞凋亡的发生。因此有学者提出使用 mTOR 抑制剂延缓囊壁细胞增殖，从而防治多囊肾的进展。

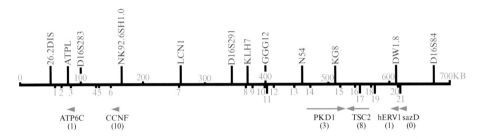

图 24　PDK1 基因与 TSC2 基因位置关系图

图片来自 Burn TC. Genome Res, 1996, 6（6）：525－537.

但是，只有少部分患者最终因多囊肾导致肾衰竭，而且在 TSC1 基因突变和未确定致病突变（no mutation identified，NMI）患者同样可发现单发或多发肾囊肿，因此也提示结节性硬化症患者中肾囊肿的发病机制的异质性。新近研究表明 TSC1 或 TSC2 基因突变后，激活 mTORC1 可抑制多囊蛋白-1的表达，在结节性硬化症相关肾囊肿的发病过程中扮演重要作用，也提示mTOR 抑制剂可能是结节性硬化症相关肾囊肿病变患者的潜在治疗药物。

2.2　病理

肾体积增大，结构被多囊破坏。囊肿大小不等，从几毫米到几厘米。囊液由清亮到血性，清浊不等。显微镜下病变肾单位的各段均囊性扩张，囊肿脱离肾小管。虽然肾单位各段均受累，但来自集合管的囊肿最大且最多。囊肿内衬单层扁平上皮或立方上皮。受囊肿压迫的肾组织间质纤维化，肾小管萎缩、慢性炎症和血管硬化。

2.3　诊断及鉴别诊断

多发肾囊肿是诊断 TSC 的次要特征之一，早期常无症状，随着囊肿的增多及增大可出现腰痛或间歇性肉眼血尿，可进展为高血压和慢性肾功能不全，少数患者最终进展至肾衰竭。感染和肾衰竭是多发肾囊肿致死的主要原因。

多发肾囊肿的诊断主要依靠影像学检查，B 超、CT 和 MRI 在这方面各有优劣。B 超简单经济且无放射性，可区分肿物囊性或实性，可探及有无血流信号；CT 扫描提示有无钙化、分隔厚度及强化程度；对于肾功能受损者或碘造影剂过敏者，推荐 MRI。对于同时伴有 TSC 其他典型临床特征者，如肾外表现包括皮肤损害、心脏横纹肌瘤、肺淋巴管肌瘤病及神经系统病变，此外半数以上患者合并多发肾血管平滑肌脂肪瘤，不难诊断为结节性硬化症。对于考虑结节性硬化症相关多发肾囊肿患者，推荐行二代测序基因检测。

结节性硬化相关多发肾囊肿应与以下疾病相鉴别：

（1）常染色体显性遗传性多囊肾病（ADPKD）：也称为成人型多囊肾，多合并肝囊肿。其他肾外表现包括心脏瓣膜病、脑动脉瘤、胰腺囊肿及精囊囊肿等。多在 40 岁开始出现症状，常见症状为高血压和肾衰竭。

（2）常染色体隐性遗传性多囊肾病（ARPKD）：也称为婴儿型多囊肾，同时影响肾脏和肝脏门脉系统发育，新生儿死亡率极高，少数幸存个体，除双肾多发 Bosniak Ⅱ类囊肿及肾衰竭表现外，常以门脉高压为突出症状。

（3）多囊性肾发育不良（MCDK），是肾发育异常的一种形式，通常发生于单侧，病变范围从部分肾到全肾，甚至双肾；可独立存在，也可能同时存在脊柱畸形、肝门闭锁、气管食管瘘合并食管闭锁等症状。

（4）肾小球囊性肾病（GCKD），GCKD 是常染色体显性遗传的罕见病，有关基因尚未得到鉴定。病理特点是 Bowman 囊扩张，而与其相延续的肾小管正常。影像特点是肾脏发育不全或大小形状正常；Ⅱ类小囊肿（直径 <10mm）位于皮质，髓质不受累，皮髓分界不清。

（5）青少年肾单位萎缩（JNPHP）和髓质囊肿肾病（MCKD）是两个疾病。前者是常染色体隐性遗传的儿童病，后者是常染色体显性遗传的成年病。但它们有着相似的临床特征、影像和病理表现。CT 可见双肾萎缩背景下皮髓质交界处多个Ⅱ类小囊肿，直径多 <10mm；临床症状表现为以肾小管浓缩功能障碍为主的肾功能不全。

（6）囊性肾癌：CT 表现为单个或多个囊腔，囊壁或囊间隔结节增强扫描可见结节不规则强化。Ⅲ类或Ⅳ类囊肿是囊性肾癌的重要特征之一，可手术切除术后预后较好。

2.4 治疗

2.4.1 主动监测

与散发性肾细胞癌相比，结节性硬化症相关肾上皮源性肿瘤发生年龄早，常为双侧、多发病灶，肿瘤生长速度差异较大，对于最大径 <3cm 的肾上皮源性肿瘤，一方面生长速度可控，另一方面良恶性性质有时难以确定，因此主动监测是可以作为临床处理的选项之一。

（1）患者教育：应该向接受观察等待的患者提供结节性硬化症疾病相关知识，包括疾病的进展及潜在恶性肿瘤可能性，特别应该让患者了解观察等待的效果和预后。

（2）生活方式的指导：避免剧烈活动，尤其应避免身体猛烈撞击活动诱发的多发肾囊肿破裂。完善智力评估，对于智力有缺陷的患者提供必要的生活辅助。

（3）基因检测：在观察等待过程中可完善基因检测，基因检测结果有利于疾病进展后指导药物治疗。此外，对于育龄期妇女，早期行基因检测对于优生优育有指导性作用，可通过试管婴儿或孕早期羊水穿刺基因检测有效避免突变基因遗传。

（4）定期监测：定期完善头颅（磁共振或 CT）、心脏（超声心动）、肺（HRCT）及眼底（眼底镜或 OCT）等结节性硬化症累及器官的检查及评估。每 1~3 年腹部磁共振或 CT 评估多发肾囊肿进展情况。每年定期评估肾脏功能（肾血流功能检查和血肌酐检测）。定期监测血压波动情况，对于血压升高或肾功能受损的患者要密切监测。

2.4.2 药物治疗

在多囊肾动物模型中，mTOR 抑制剂取得了非常好的治疗效果，并以此为基础启动了多项临床研究来评价 mTOR 抑制剂延缓 ADPKD 患者囊肿体积增加和 GFR 下降的作用。但遗憾的是，被寄予厚望的两项 mTOR 抑制剂治疗 ADPKD 的随机对照临床研究的最终结果，并未显示其能延缓 ADPKD 进展

（西罗莫司，NCT00346918；依维莫司，NCT00414440）。

但是，目前尚无临床试验探讨 mTOR 抑制剂对于 TSC 相关多发肾囊肿的有效性及安全性，因此对于明确有 TSC1 或 TSC2 基因突变的患者可以考虑予以 mTOR 抑制剂治疗，但是应该向患者充分解释用药的注意事项及潜在风险。此外，免疫抑制剂、生长抑素类、抗氧化剂和肾素－血管紧张素系统阻滞剂也在初步体外实验和动物模型中显示了积极的效果，但仍需要进一步大规模、随机的临床试验数据支持。

2.4.3 手术治疗

手术治疗的效果一直存在争议，焦点为能否改善肾功能，延缓病情发展并提高患者的预期寿命。对于无绝对手术禁忌、存在反复感染、最大肾囊肿直径≥6cm 或合并肾恶性肿瘤者可考虑手术治疗。目前常用的手术方法包括腹腔镜或机器人腹腔镜囊肿去顶减压术、带蒂大网膜填塞囊腔术等。

3. 肾上皮源性肿瘤

结节性硬化症累及肾脏可导致肾上皮源性肿瘤，包括肾细胞癌（renal cell carcinoma，RCC）和肾嗜酸细胞瘤（renal oncocytoma）。肾细胞癌相对常见，可见于 2%~4% 的结节性硬化症患者，远高于普通人群的发病率，而且常见于儿童和青年。结节性硬化症中肾嗜酸细胞瘤发生率尚无流行病学数据，多为个案报道。

3.1 病因

目前尚未明确结节性硬化症患者发生肾上皮源性肿瘤的确切机制，对于为何只有少部分患者发生肾细胞癌的原因也尚未阐明。但是，近来的一些研究做了一些有意义的探索。Tyburczy 等研究指出肾脏在发育过程中 TSC2 基因受到"密集型的二次打击突变"（a "shower" of second hit mutations）是导致多灶性乳头状肾细胞癌的原因。Cohen 等在 TSC2 基因除大鼠模型上发现转录或转录后水平，关键酶 B-Raf 的修饰以及 cAMP 依赖的 $p27^{kip}$-Cyclin D1 胞质异位在结节性硬化症相关肾细胞癌的发生及发展过程中扮演着重要角色。

3.2 病理分型

鉴于结节性硬化症相关肾细胞癌的异质性以及与散发性肾细胞的差异，目前可将 TSC-RCC 分为 TSC-相关乳头状肾细胞癌、嗜酸/嫌色细胞杂交肿瘤和未分类肾细胞癌三种类型。需特别警惕的是，肾细胞癌和肾血管平滑肌脂肪瘤可同时出现在结节性硬化症患者中，因此，对于部分影像学确诊为 TSC-AML 的患者，还需要同时监测所有肾脏肿瘤，以防肾细胞癌的漏诊。此外，在同一个患者，甚至同侧肾上皮源性肿瘤中，可同时存在多种不同病理类型，这也从侧面提示结节性硬化症相关肾上皮源性肿瘤发病机制的多样性。

（1）TSC-相关乳头状肾细胞癌（TSC-associateted papillary RCC）：是最常见的病理类型，与散发性乳头状肾细胞癌有相似之处。不同之处在于，TSC-相关乳头状肾细胞癌兼具有透明细胞、Xp11 异位肾癌、透明细胞乳头状肾细胞癌及 I 型乳头状肾细胞癌的某些病理特点。大体标本可以表现为实体、紧密嵌套或乳头状生长等生长方式，囊性变较为常见，偶可见出血和坏死。低倍镜下以乳头状或小管乳头状结构为其特点，可呈广泛或局灶分布。在细胞学上，几乎均由丰富的透明细胞组成，高倍镜下最显著特点是在透明细胞质中可见嗜酸性链状结构，偶尔可见明显而突出的嗜酸性球状结构。细胞核分级多为国际泌尿病理协会（International Society of Urological Pathology, ISUP）2~3 级。免疫组化方面，与散发性乳头状肾细胞癌和透明细胞乳头状肾细胞癌类似，CK7 表达为强阳性，与散发性乳头状肾细胞癌的不同之处在于 AMACR 表达为阴性；与散发性透明细胞肾细胞癌相似之处在于 CA-IX 和 CD10 弥漫性阳性表达。此外 Vimentin 和 PAX8 在大多数肿瘤中均阳性表达，但是 TFE3、HMB45、SDHB、RCC-Ma 和 CD117 均为阴性。FISH 检测发现少数肿瘤可见染色体 7 和 17 的重复，但是未发现 TFE3 基因融合的证据。

（2）杂合性嗜酸/嫌色细胞肿瘤（hybrid oncocytic/chromophobe tumor, HOCT）：约占 1/3，兼具有嗜酸细胞和嫌色细胞肿瘤特征，二者所占成分比例差异较大。HOCT 与嗜酸细胞腺瘤和嫌色细胞癌之间存在明显的组织学上的重叠，但是在分子表型方面与后两者存在明显的区别。免疫组化染色通常

PAX8、CD117 和 CD10 呈阳性反应，TFE3、HMB45 和 CA-IX 不表达。SDHB 在所有 HOCT 中均强阳性表达，但是 Vimentin、RCC-Ma 和 AMACR 表达差异较大。

（3）未分类肾细胞癌（unclassified RCC）：相对少见，因为不符合 WHO 制定的肾肿瘤分类标准，因此将其划分到未分类肾细胞癌。这部分肿瘤免疫组化均不表达 TFE3 和 HMB45，与 HOCT 类似的是 SDHB 同样也为强阳性表达，其他指标如 PAX8、CD117、CD10、Vimentin、RCC-Ma 及 AMACR 表达差异较大。

3.3 诊断及鉴别诊断

诊断主要依靠影像学检查，确诊则需依靠病理学检查。推荐腹部 B 超，需要充分考虑到结节性硬化症患者同时存在肾癌与肾血管平滑肌脂肪瘤的可能性，超声的不同回声性质可给予初步提示。推荐行腹盆增强 CT（碘过敏试验阴性、无相关禁忌证者），是肾癌术前临床分期的主要依据。对于碘剂过敏者或肾功能不全者，推荐行 MRI 检查。

胸部 CT 可评估肺转移情况，同时可评估女性患者是否存在 LAM；肾血流功能检查可评估双肾功能，值得注意的是 TSC 相关肾肿瘤即使肿瘤体积巨大者，双肾功能下降不显著；核素骨显像可评估是否存在骨转移，尤其是有相应骨症状、ALP 升高或临床分期 ≥ Ⅲ 期的患者，值得注意的部分 TSC 患者累及骨骼可表现为骨囊肿，应与转移相鉴别；建议完善头颅 MRI 或 CT 扫描，一方面可以评估是否存在神经系统受累，更重要的是可评估是否存在 SEN、SEGA 及皮质发育不良。PET-CT 检查费用昂贵，一般不作为常规检查手段，主要用于发现远处转移病灶以及对靶向药物治疗疗效进行评定。

不同于散发性肾癌，穿刺活检可作为结节性硬化症相关肾癌诊断的重要手段之一，可明确诊断以及为后续靶向药物治疗提供重要信息。穿刺可以在超声或 CT 引导下进行，对于较大的肿物穿刺应选择其边缘，以免穿刺的组织为坏死组织，最少穿 2～3 针。但是值得注意的是肾肿瘤的穿刺活检也有一定程度的漏诊率和误诊率，而且无法准确判断其组织学分级。常见并发症包括肾包膜下血肿和肾周血肿，一般无须特殊处理。

3.4 治疗

3.4.1 主动监测 (active surveillance)

与散发性肾细胞癌相比，结节性硬化症相关肾上皮源性肿瘤发生年龄早，常为双侧、多发病灶，肿瘤生长速度差异较大，对于最大径 <3cm 的肾上皮源性肿瘤，一方面生长速度可控，另一方面良恶性性质有时难以确定，因此主动监测是可以作为临床处理的选项之一。

（1）患者教育：应该向接受观察等待的患者提供结节性硬化症疾病相关知识，包括疾病的进展及肾脏上皮源性肿瘤恶性可能性及转移可能性，特别应该让患者了解主动监测的效果和预后。

（2）生活方式的指导：约50%的结节性硬化症患者相关肾上皮源性肿瘤患者，同时合并 RAML，应避免剧烈活动诱发的肿瘤破裂出血。此外，完善智力评估，对于智力有缺陷的患者提供必要的生活辅助。

（3）基因检测：在观察等待过程中可完善基因检测，基因检测结果有利于疾病进展后指导药物治疗。此外，对于育龄期妇女，早期行基因检测对于优生优育有指导性作用，可通过试管婴儿或孕早期羊水穿刺基因检测有效避免突变基因遗传。

（4）定期监测：定期监测是接受观察等待结节性硬化症相关肾上皮源性肿瘤患者的重要临床过程。每 3～6 个月复查腹部磁共振或 CT 评估肾上皮源性肿瘤进展情况，每年定期评估肾脏功能（肾血流功能检查和血肌酐检测）。每年行胸部 CT 和全身骨显像检查评估远处转移情况。完善头颅（磁共振或 CT）、心脏（超声心动）、肺（HRCT）及眼底（眼底镜或 OCT）等结节性硬化症累及器官的检查及评估。

3.4.2 药物治疗

对散发性肾细胞癌，mTOR 抑制剂依维莫司作为二线靶向治疗药物，但是对于结节性硬化症相关肾细胞癌，推荐 mTOR 抑制剂依维莫司作为一线靶向治疗药物。目前关于结节性硬化症相关肾上皮源性肿瘤的药物治疗尚缺乏大规模、长期的临床试验结果。已有的临床数据均为依维莫司治疗散发性肾细胞癌的临床试验结果，一项国际、随机、开放性Ⅲ期研究（RECORD-1 研究）证实，对于 477 例索拉菲尼和或舒尼替尼治疗失败后的转移性肾细胞癌（metustatic renal cell carcinoma，MRCC）患者使用依维莫司或安慰剂，中位无进展生存期（progression-free survival，PFS）分别是 4.9 个月和 1.9 个月，临床获益率达 69%，二线中位总生存期（overall survival，OS）为 14.8 个月。

目前尚无靶向药物治疗 TSC 相关肾细胞癌的临床研究数据，但是基于结节性硬化症的发病机制，我们推荐依维莫司（10mg，qd）为肿瘤直径 <3cm 或有远处转移者不适宜手术治疗者的一线治疗药物。此外，索拉菲尼、舒尼替尼或阿昔替尼也可做为术后辅助治疗或 mTOR 抑制治疗失效后的替代治疗选择。

3.4.3　手术治疗

肿瘤最大直径≥3cm 考虑手术治疗，以保留肾单位的术式为首选，术后推荐靶向药物 mTOR 抑制剂（依维莫司）辅助治疗，也可选用索拉菲尼、舒尼替尼或阿昔替尼术后辅助治疗；射频消融（radio - frequency ablation，RFA）、冷冻消融（cryoablation）、高强度聚焦超声可用于不适合手术，肿瘤直径 <4cm 且位于肾周边的肾癌患者。

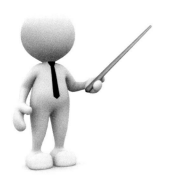

三、

结节性硬化症患者监测和治疗的推荐意见

1. 治疗结节性硬化症重点临床表现治疗的现状分析

1.1 TSC 相关室管膜下巨细胞星形细胞瘤（SEGA）的相关治疗

高达 20% 的 TSC 患者会发生 SEGAs，多数发生于幼年至青少年时期，而非成年期。在 TSC 患者中筛查 SEGAs 或监测其变化对于预防严重后遗症至关重要。对于 25 岁以下无症状的 TSC 患者，每 1~3 年需行头部 MRI 来监测新发病灶；对于尚无症状但已经存在 SEGAs 的患者需增加 MRI 检查频率，并告知其新发症状的潜在可能。童年时期发生无症状 SEGAs 的患者也应定期行影像学检查以保证病灶无进展。对于肿瘤进行性增长或神经系统状况迅速恶化的病例，神经影像学检查更加频繁。

手术是症状性 SEGA 的首选治疗方式，手术的风险 – 获益需由神经外科医生以及多学科团队在术前进行评估。目前最大的一项欧洲研究显示，推迟手术可能会导致显著的发病率。但并非所有病例均适合手术，如具有高风险，特别是年龄 ≤3 岁、双侧肿瘤、和/或巨大病灶的患者不适宜手术治疗。SEGAs 复发可出现在仅部分肿瘤被切除的病例，需要重复手术并增加术后并发症的风险。

一项依维莫司治疗 TSC 相关 SEGA 的 Ⅰ/Ⅱ 期临床试验显示，75% 的治疗组患者，SEGAs 体积相比基线水平减少 ≥30%（治疗反应）。类似的阳性结果在一项 Ⅲ 期随机对照研究 EXIST-1 中也被印证：35% 经治疗的患者，以及延长期研究中高达 47% 的患者，SEGA 体积减小 ≥50%。术前应用 mTOR 抑制剂可减小肿瘤体积，特别是对于双侧的、特殊部位的和侵袭性的肿瘤。但目前尚无此方面的经验报道，实际应用知之甚少。已有报道称停用 mTOR 抑制剂治疗后会出现肿瘤再生；因此，要获得持久获益就需要持续治疗。对于不适合手术的患者，mTOR 抑制剂依维莫司可能有效。另外，新辅助治疗的出血风险尚未明确，感染、伤口愈合延迟等风险也可能增加。如果 mTOR

抑制剂治疗后欲行手术治疗，建议间隔至少 2～3 周。

患者年龄是影响手术及 mTOR 抑制剂治疗决策的一个重要因素。对于 ≤3 岁的儿童，手术治疗 SEGA 的预后不良风险会增加，而 mTOR 抑制剂治疗是一个有吸引力的选择。当手术可行并且疗效可观（如可完整切除病灶）时，则倾向在儿童时期接受手术来避免长期的药物治疗。长期用药可能对于维持临床获益至关重要，但由于 SEGA 在 20～40 岁间生长会自发减慢，需要长期的随访研究来告诉我们 TSC 中 SEGA 的最佳治疗时间。

关于症状性室管膜下巨细胞星形细胞瘤（SEGA）的治疗推荐

- 手术切除肿瘤是目前的标准治疗

- 如病人出现颅内压增高表现，需行影像学检查（优先行 MRI），并考虑：
  - ·手术（先行分流术，后行 SEGA 切除，或在有条件时立即行肿瘤切除）
  - ·mTOR 抑制剂治疗（无法接受手术治疗时）

关于无症状性但增长性 SEGA 的治疗推荐

- 选择 1：mTOR 抑制治疗（如无禁忌证，如已知对依维莫司活性物质过敏）：可起到诱导 SEGA 退化并作用于其他 TSC 临床病变的作用

- 选择 2：手术（当肿瘤可以完全切除时作为首选）

- 选择 3：术后 SEGA 再生/复发时推荐药物治疗

1.2 TSC 患者癫痫的相关治疗

癫痫通常起病于 1 岁之内，形式多以局灶性癫痫发作为主（62%），可能会同时合并或进展为婴幼儿痉挛。在婴幼儿及较小的儿童中，高发作频率以及发作间期的癫痫活动（特别是第Ⅱ阶段睡眠中的高峰活动）可能会导致不可逆的严重精神运动障碍和/或行为恶化。但并不是所有的 TSC 患者都有早发型的癫痫。有些病人的发作类型或癫痫综合征的表现会随年龄增长发生演变，可能会发展为癫痫脑病如 Lennox-Gastaut 综合征。因此个性化治疗是非常必要的，要针对每个病人最棘手的发作来进行治疗，如失张力发作和跌倒发作。

AED 氨己烯酸对于 1 岁以内的 TSC 相关痉挛和局灶性癫痫发作有良好的

效果。氨己烯酸是 GABA 转氨酶抑制剂，同时也能降低 mTOR 过度活化，这可能是其对该疾病有高特异性的原因。及时行 AED 治疗（在癫痫发作后立即开始甚至发作前即开始）或许能够将远期神经认知后遗症的发生降至最低。然而，长期的氨己烯酸治疗会导致不可逆的视野缺损/缺失。AED 联合治疗，即利用多种药物作用机制控制多种癫痫类型通常是必要的，但也会伴随相应的不良事件（AEs）风险上升。氨己烯酸可能是 TSC 婴幼儿痉挛的首选治疗，促肾上腺皮质激素（ACTH）或 ACTH 类似物可以作为氨己烯酸难治性痉挛的二线药物。

手术是 AED 抵抗性 TSC 癫痫患者的重要治疗手段，应于癫痫发作的早期进行评估。一项系统回顾显示，59% 的患者可于术后无癫痫发作。早期干预、致癫痫区域的精准定位以及完整切除（不涉及运动性语言中枢）能够提高手术成功率。

目前癫痫尚未被批准成为依维莫司治疗的适应证。2016 年一项评估依维莫司治疗 TSC 难治性部分发作癫痫的有效性及安全性的研究结果显示，在患有难治性癫痫的 TSC 患者中，相比安慰剂对照，依维莫司辅助治疗在可接受的安全性前提下能够显著降低癫痫发作的频率。临床专家的观点是，为了显著降低临床上的癫痫发作，依维莫司需要持续应用。同样，最佳治疗时间也尚未明确。在一项≤3 岁的 AED 抵抗性癫痫儿童 TSC 患者的小样本研究中，5 名儿童治疗前发作活跃，其中 4 名在依维莫司治疗后发作频率降低（下降至少 50%）。有癫痫发作的患者可能正接受 AEDs 治疗，如与依维莫司合用需警惕依维莫司与 CYP3A4/p – 糖蛋白（p-GP）诱导剂和/或抑制剂的相互作用。

结节性硬化症相关癫痫的治疗推荐

- 镇静药物（AEDs）：氨己烯酸是婴幼儿局灶性癫痫和/或婴幼儿痉挛的首选治疗；在 TSC 婴幼儿和儿童中，突发放电出现时即开始治疗（无论有无临床表现）

- 早期评估手术治疗

- 生酮饮食（KD）或低血糖指数饮食

- 迷走神经刺激（VNS）

目前已经报道了在 AED 抵抗性癫痫的 TSC 患者中应用迷走神经刺激（VNS）、生酮饮食（KD）和低血糖指数饮食的回顾性研究。其中，接受 VNS 的患者 72% 发作下降 ≥50%，其效果持续可达 36 个月。VNS 并不影响后续颅内手术对癫痫负荷的改善。接受 KD 治疗后，6 个月时超过 90% 的儿童发作下降 ≥50%，67% 的儿童下降 >90%，许多儿童可在长达 5 个月以上的时间内不再发作。KD 具多重机制作用，其中包括抑制 mTOR 通路。相比传统的 KD，低血糖指数饮食是一个更容易被接受的选择，能够降低癫痫发作频率，6 个月时 47% 的患者发作频率减低 >50%。

2. 首诊结节性硬化症患者的监测与治疗

系统器官或专业领域	推荐意见
遗传学	• 了解患者三代以内的家族史以评估其他家庭成员罹患 TSC 的风险 • 建议可疑结节性硬化患者及家庭成员接受基因检测，尤其是临床表现不典型者
脑	• 头颅 MRI 评估是否存在皮质结节、室管膜下结节、脑白质放射状移行线及室管膜下巨细胞星形细胞瘤 • 评估是否存在结节性硬化症相关神经精神障碍（TAND），如自闭症、多动症及抑郁、焦虑等精神障碍 • 在婴幼儿期间，即使初诊前无痉挛症发作，也应教育患儿父母学会识别婴儿痉挛症 • 常规脑电图检测。如临床表现有异常，如考虑 TAND，建议行 24h 动态脑电图监测以早期发现亚临床癫痫
肾	• MRI 评估肾脏是否存在血管平滑肌脂肪瘤和肾囊肿 • 筛查是否存在高血压 • 肾血流功能显像评估分肾功能（GFR）

系统器官或 专业领域	推荐意见
肺	• 18 岁以上女性患者，即使无临床症状，也需评估肺功能情况（肺通气功能检测和 6 分钟步行试验），同时行高分辨率胸部 CT（HRCT）检查评估是否存在 LAM。成年男性患者，如果有症状，也需进行上述检查 • 告知所有患者吸烟和育龄期妇女服用雌激素可能增加 LAM 发生的相关风险
皮肤	• 详细评估并记录皮肤表现情况
牙齿	• 详细评估并记录牙齿表现情况
心脏	• 产前胎儿超声检测是否存在心脏横纹肌瘤，产前即可发现的心脏横纹肌瘤往往提示较高的心力衰竭风险 • 超声心动图评估是否存在心脏横纹肌瘤，尤其是 <3 岁的幼儿 • 所有患者均应行心电图（ECG）以评估是否存在潜在异常
眼	• 详细评估并记录眼科检查情况，包括眼底镜评估视网膜病变情况以及是否存在视野缺损

3. 已确诊结节性硬化症患者的监测与治疗

系统器官或 专业领域	推荐意见
遗传学	• 完善基因检测，尤其是对于育龄期及有生育要求的女性患者
脑	• 无临床症状的患者，在 25 岁之前应每 1~3 年行头颅 MRI 检查以早期发现 SEGA；无临床症状的患者,既往检查已发现有较大体积或生长迅

系统器官或 专业领域	推荐意见
脑	速的 SEGA，或引起脑室扩张的 SEGA，需更加频繁的行头颅 MRI 检查。同时应教育患者及家属识别 SEGA 可能引起的临床症状。儿童患者已发现 SEGA，但无临床表现者，同样需每 1～3 年行头颅 MRI 检查，评估 SEGA 进展情况
	• 患者因 SEGA 诱发急性症状者，需手术切除 SEGA；需考虑脑脊液引流或分流术；对于增长迅速但无临床症状的患者，手术切除或 mTOR 抑制剂均可以考虑，结合不同治疗方式风险、副作用及花费等综合考虑选择
	• 每年至少评估 1 次结节性硬化症相关神经精神障碍（TAND）相关症状；在每个关键时期：婴幼儿期（0～3 岁）、学前期（3～6 岁）、小学期（6～9 岁）、青少年时期（12～16 岁）、成年早期（18～25 岁）均分别有一次全面而完善的评估和记录；针对不同 TAND（自闭症、多动症、抑郁症或焦虑等），需遵循循证医学证据个体化治疗；对于 TAND 患者需考虑予以个体化教育计划（IEP）；突然的性格或行为改变需密切评估是否因 SEGA、癫痫或肾脏受累进展所致
	• 可疑或确诊癫痫发作的患者均应定期行脑电图检查（EEG），EEG 评估的频率应根据临床需要决定；对于癫痫发作不典型或无法解释的睡眠及行为改变，或其他认知或神经功能障碍者推荐行长时间视频 EEG 或 24 小时 EEG 检查
	• 推荐氨己烯酸（Vigabatrin）为婴幼儿痉挛症的一线治疗用药；促肾上腺皮质激素（ACTH）可用于氨己烯酸治疗无效的患儿；其他癫痫类型的抗惊厥治疗遵循常规癫痫治疗方案；药物治疗无效的难治性癫痫可以考虑手术治疗，但是在神经退行性变的年幼患者中应谨慎考虑，建议由癫痫治疗中心经验丰富的术者进行手术
肾	• 每 1～3 年行 MRI 检查评估肾血管平滑肌脂肪瘤和肾囊肿的进展情况，终身随诊
	• 评估肾脏功能（每年肾血流功能检查和监测血压）
	• 推荐选择性动脉栓塞为肾脏血管平滑肌脂肪瘤破裂出血的一线治疗方案，应尽量避免肾切除术

系统器官或 专业领域	推荐意见
肾	• 无临床症状者，肾血管平滑肌脂肪瘤最大径 >3cm，推荐 mTOR 抑制剂为一线治疗方式 • 无临床症状者，选择性动脉栓塞和肾部分切除术为二线治疗方式
肺	• 每次就诊均应筛查肺淋巴管肌瘤病（LAM）的早期临床症状，包括劳力性呼吸困难和呼吸急促；告知吸烟和服用雌激素可加速 LAM 的进展 • 初次高分辨率胸部 CT（HRCT）未发现囊性变且无临床症状的患者，应每 5~10 年复查 HRCT；初次高分辨率检查发现囊性变的患者，每年应评估肺功能（肺通气功能检查和 6 分钟步行试验），每 2~3 年复查 HRCT • LAM 引起中重度症状或进展迅速者，可予 mTOR 抑制剂治疗 TSC-LAM 患者最终可能需要肺移植治疗，但是 TSC 相关并发症可能影响肺移植成功率
皮肤	• 每年详细评估并记录皮肤表现情况 • 皮肤病变快速变化、毁损容貌或出现临床症状者可予以相应的临床处理，如手术切除、激光手术或局部应用 mTOR 抑制剂
牙齿	• 每 6 个月详细评估并记录牙齿表现情况，对于 7 岁以上患者拍摄牙片 • 有症状者、牙齿畸形者、口腔纤维瘤或下颌骨病变者可考虑手术治疗
心脏	• 无症状的患者，在心脏横纹肌瘤消失之前，每 1~3 年复查心电图（ECG）；对于有临床症状的患者，需更加频繁复查及高阶的诊断手段 • 所有无症状的患者应每 3~5 年复查 ECG 以早期发现心脏传导异常；对于有临床症状的患者，需更加频繁复查，高阶的诊断手段，如院外心血管事件监测
眼	• 对于初诊时发现视网膜病变或视力下降者，需每年复查眼底镜评估视网膜病变进展情况；对于应用氨己烯酸（Vigabatrin）治疗的患者，无需更加频繁的复查，除非出现新的临床症状

4. 结节性硬化症的诊治流程图

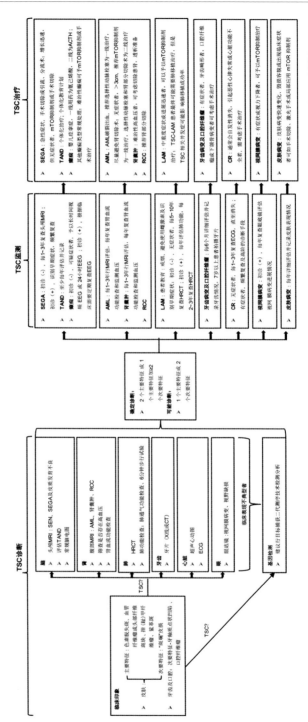

TSC：结节性硬化症；SEN：室管膜下结节；SEGA：室管膜下巨细胞星形细胞瘤；TAND：结节性硬化症相关神经精神障碍；HRCT：高分辨率胸部CT；ECG：心电图检查；CR：心脏横纹肌瘤；AML：血管平滑肌脂肪瘤；LAM：肺淋巴管肌瘤病；RCC：肾细胞癌；EEG：脑电图检查；ACTH：促肾上腺皮质激素；mTOR：哺乳动物雷帕霉素靶蛋白

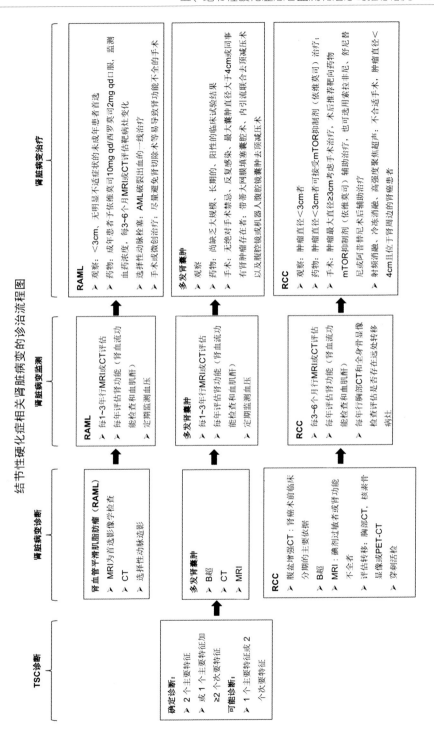

结节性硬化症相关肾脏病变的诊治流程图

参考文献

1. Gomez, M. R.: History of the tuberous sclerosis complex. Brain Dev, 17 Suppl: 55, 1995

2. von Recklinghausen, F.: Die Lymphelfasse und ihre Beziehung zum Bindegewebe. [German]. Berlin: A. Hirschwald, 1862

3. Goodrick, S.: The road to Vogt's triad. Lancet Neurol, 14: 690, 2015

4. Pringle, J.: A case of congenital adenoma sebaceum. Br J Dermatol: 1, 1890

5. Gómez, M.: Tuberous sclerosis, 1st edn.: New York: Raven Press, 1979

6. Gomez, M.: Tuberous sclerosis, 2nd ed: New York: Raven, pp. 9 – 19, 1988

7. Northrup, H., Krueger, D. A.: Tuberous sclerosis complex diagnostic criteria update: recommendations of the 2012 Iinternational Tuberous Sclerosis Complex Consensus Conference. Pediatr Neurol, 49: 243, 2013

8. Fryer, A. E., Chalmers, A., Connor, J. M. et al.: Evidence that the gene for tuberous sclerosis is on chromosome 9. Lancet, 1: 659, 1987

9. Kandt, R. S., Haines, J. L., Smith, M. et al.: Linkage of an important gene locus for tuberous sclerosis to a chromosome 16 marker for polycystic kidney disease. Nat Genet, 2: 37, 1992

10. Roach, E. S., Smith, M., Huttenlocher, P. et al.: Diagnostic criteria: tuberous sclerosis complex. Report of the Diagnostic Criteria Committee of the National Tuberous Sclerosis Association. J Child Neurol, 7: 221, 1992

11. Roach, E. S., Gomez, M. R., Northrup, H.: Tuberous sclerosis complex consensus conference: revised clinical diagnostic criteria. J Child Neurol, 13: 624, 1998

12. Leung, A. K. , Robson, W. L. : Tuberous sclerosis complex: a review. J Pediatr Health Care, 21: 108, 2007

13. Webb, D. W. , Clarke, A. , Fryer, A. et al. : The cutaneous features of tuberous sclerosis: a population study. Br J Dermatol, 135: 1, 1996

14. Bai, D. Y. , Wang, X. , Zhao, J. Y. et al. : Comparison of Color Fundus Photography, Infrared Fundus Photography, and Optical Coherence Tomography in Detecting Retinal Hamartoma in Patients with Tuberous Sclerosis Complex. Chin Med J (Engl), 129: 1229, 2016

15. Leventer, R. J. , Guerrini, R. , Dobyns, W. B. : Malformations of cortical development and epilepsy. Dialogues Clin Neurosci, 10: 47, 2008

16. Lane, B. R. , Aydin, H. , Danforth, T. L. et al. : Clinical correlates of renal angiomyolipoma subtypes in 209 patients: classic, fat poor, tuberous sclerosis associated and epithelioid. J Urol, 180: 836, 2008

17. Green, A. J. , Sepp, T. , Yates, J. R. : Clonality of tuberous sclerosis harmatomas shown by non-random X-chromosome inactivation. Hum Genet, 97: 240, 1996

18. Crino, P. B. , Nathanson, K. L. , Henske, E. P. : The tuberous sclerosis complex. N Engl J Med, 355: 1345, 2006

19. Niida, Y. , Lawrence-Smith, N. , Banwell, A. et al. : Analysis of both TSC1 and TSC2 for germline mutations in 126 unrelated patients with tuberous sclerosis. Hum Mutat, 14: 412, 1999

20. Jones, A. C. , Daniells, C. E. , Snell, R. G. et al. : Molecular genetic and phenotypic analysis reveals differences between TSC1 and TSC2 associated familial and sporadic tuberous sclerosis. Hum Mol Genet, 6: 2155, 1997

21. Hung, C. C. , Su, Y. N. , Chien, S. C. et al. : Molecular and clinical analyses of 84 patients with tuberous sclerosis complex. BMC Med Genet, 7: 72, 2006

22. Choy, Y. S. , Dabora, S. L. , Hall, F. et al. : Superiority of denaturing high performance liquid chromatography over single-stranded conformation and conformation-sensitive gel electrophoresis for mutation detection in TSC2. Ann Hum Genet, 63: 383, 1999

23. Kozlowski, P. , Roberts, P. , Dabora, S. et al. : Identification of 54 large deletions/duplications in TSC1 and TSC2 using MLPA, and genotype-phenotype correlations. Hum Genet, 121: 389, 2007

24. 蔡燊, 李汉忠, 张玉石: 基于目标序列捕获二代测序技术对结节性硬化症相关肾脏病变患者的基因诊断. 中华泌尿外科杂志, 37: 465, 2016

25. Dabora, S. L. , Jozwiak, S. , Franz, D. N. et al. : Mutational analysis in a cohort of 224 tuberous sclerosis patients indicates increased severity of TSC2, compared with TSC1, disease in multiple organs. Am J Hum Genet, 68: 64, 2001

26. Au, K. S. , Williams, A. T. , Roach, E. S. et al. : Genotype/phenotype correlation in 325 individuals referred for a diagnosis of tuberous sclerosis complex in the United States. Genet Med, 9: 88, 2007

27. Muzykewicz, D. A. , Newberry, P. , Danforth, N. et al. : Psychiatric comorbid conditions in a clinic population of 241 patients with tuberous sclerosis complex. Epilepsy Behav, 11: 506, 2007

28. Chung, T. K. , Lynch, E. R. , Fiser, C. J. et al. : Psychiatric comorbidity and treatment response in patients with tuberous sclerosis complex. Ann Clin Psychiatry, 23: 263, 2011

29. Winterkorn, E. B. , Pulsifer, M. B. , Thiele, E. A. : Cognitive prognosis of patients with tuberous sclerosis complex. Neurology, 68: 62, 2007

30. Curatolo, P. , Bombardieri, R. , Jozwiak, S. : Tuberous sclerosis. Lancet, 372: 657, 2008

31. Jozwiak, S. , Kotulska, K. , Kasprzyk-Obara, J. et al. : Clinical and genotype studies of cardiac tumors in 154 patients with tuberous sclerosis complex. Pediatrics, 118: e1146, 2006

32. Brook-Carter, P. T. , Peral, B. , Ward, C. J. et al. : Deletion of the TSC2 and PKD1 genes associated with severe infantile polycystic kidney disease—a contiguous gene syndrome. Nat Genet, 8: 328, 1994

33. Smulders, Y. M. , Eussen, B. H. , Verhoef, S. et al. : Large deletion causing the TSC2-PKD1 contiguous gene syndrome without infantile polycystic disease. J Med Genet, 40: E17, 2003

34. Curatolo, P. , Moavero, R. , Roberto, D. et al. : Genotype/Phenotype Correlations in Tuberous Sclerosis Complex. Semin Pediatr Neurol, 22: 259, 2015

35. Cai Y. , Li H. , Zhang Y. : Assessment of Tuberous sclerosis Complex Associated with Renal Lesions by Targeted Next-generation sequencing in Mainland China. urology, 101: 170 – 171, 2017

36. Henske, E. P. , McCormack, F. X. : Lymphangioleiomyomatosis-a wolf in sheep's clothing. J Clin Invest, 122: 3807, 2012

37. Camposano, S. E. , Greenberg, E. , Kwiatkowski, D. J. et al. : Distinct clinical characteristics of tuberous sclerosis complex patients with no mutation identified. Ann Hum Genet, 73: 141, 2009

38. Aronow, M. E. , Nakagawa, J. A. , Gupta, A. et al. : Tuberous sclerosis complex: genotype/phenotype correlation of retinal findings. Ophthalmology, 119: 1917, 2012

39. Jozwiak, S. , Pedich, M. , Rajszys, P. et al. : Incidence of hepatic hamartomas in tuberous sclerosis. Arch Dis Child, 67: 1363, 1992

40. Black, M. E. , Hedgire, S. S. , Camposano, S. et al. : Hepatic manifestations of tuberous sclerosis complex: a genotypic and phenotypic analysis. Clin Genet, 82: 552, 2012

41. Aydin, H. , Magi-Galluzzi, C. , Lane, B. R. et al. : Renal angiomyolipoma: clinicopathologic study of 194 cases with emphasis on the epithelioid histology and tuberous sclerosis association. Am J Surg Pathol, 33: 289, 2009

42. Nelson, C. P. , Sanda, M. G. : Contemporary diagnosis and management of renal angiomyolipoma. J Urol, 168: 1315, 2002

43. Bhatt, J. R. , Richard, P. O. , Kim, N. S. et al. : Natural History of Renal Angiomyolipoma (AML): Most Patients with Large AMLs > 4cm Can Be Offered Active Surveillance as an Initial Management Strategy. Eur Urol, 70: 85, 2016

44. Cai, Y. , Li, H. , Zhang, Y. : Re: Jaimin R. Bhatt, Patrick O. Richard, Nicole S. Kim, et al. Natural History of Renal Angiomyolipoma (AML): Most Patients with Large AMLs > 4cm Can Be Offered Active Surveillance as an Initial Management Strategy. Eur Urol 2016; 70: 85 – 90. Eur

Urol, 2016

45. Seyam, R. M. , Bissada, N. K. , Kattan, S. A. et al. : Changing trends in presentation, diagnosis and management of renal angiomyolipoma: comparison of sporadic and tuberous sclerosis complex-associated forms. Urology, 72: 1077, 2008

46. 蔡燚, 李汉忠, 张玉石: 哺乳动物雷帕霉素靶蛋白抑制剂治疗结节性硬化症相关肾脏血管平滑肌脂肪瘤的研究进展. 中华泌尿外科杂志, 37: 875, 2016

47. Bissler, J. J. , McCormack, F. X. , Young, L. R. et al. : Sirolimus for angiomyolipoma in tuberous sclerosis complex or lymphangioleiomyomatosis. N Engl J Med, 358: 140, 2008

48. Davies, D. M. , de Vries, P. J. , Johnson, S. R. et al. : Sirolimus therapy for angiomyolipoma in tuberous sclerosis and sporadic lymphangioleiomyomatosis: a phase 2 trial. Clin Cancer Res, 17: 4071, 2011

49. Cabrera-Lopez, C. , Marti, T. , Catala, V. et al. : Assessing the effectiveness of rapamycin on angiomyolipoma in tuberous sclerosis: a two years trial. Orphanet J Rare Dis, 7: 87, 2012

50. Dabora, S. L. , Franz, D. N. , Ashwal, S. et al. : Multicenter phase 2 trial of sirolimus for tuberous sclerosis: kidney angiomyolipomas and other tumors regress and VEGF-D levels decrease. PLoS One, 6: e23379, 2011

51. Malinowska, I. A. , Lee, N. , Kumar, V. et al. : Similar trends in serum VEGF-D levels and kidney angiomyolipoma responses with longer duration sirolimus treatment in adults with tuberous sclerosis. PLoS One, 8: e56199, 2013

52. Bissler, J. J. , Kingswood, J. C. , Radzikowska, E. et al. : Everolimus for angiomyolipoma associated with tuberous sclerosis complex or sporadic lymphangioleiomyomatosis (EXIST-2): a multicentre, randomised, double-blind, placebo-controlled trial. Lancet, 381: 817, 2013

53. Bissler, J. J. , Kingswood, J. C. , Radzikowska, E. et al. : Everolimus for renal angiomyolipoma in patients with tuberous sclerosis complex or sporadic lymphangioleiomyomatosis: extension of a randomized controlled trial. Nephrol Dial Transplant, 31: 111, 2016

54. Franz, D. N., Belousova, E., Sparagana, S. et al.: Efficacy and safety of everolimus for subependymal giant cell astrocytomas associated with tuberous sclerosis complex (EXIST-1): a multicentre, randomised, placebo-controlled phase 3 trial. Lancet, 381: 125, 2013

55. Kingswood, J. C., Jozwiak, S., Belousova, E. D. et al.: The effect of everolimus on renal angiomyolipoma in patients with tuberous sclerosis complex being treated for subependymal giant cell astrocytoma: subgroup results from the randomized, placebo-controlled, Phase 3 trial EXIST-1. Nephrol Dial Transplant, 29: 1203, 2014

56. Vekeman, F., Magestro, M., Karner, P. et al.: Kidney involvement in tuberous sclerosis complex: the impact on healthcare resource use and costs. J Med Econ, 18: 1060, 2015

57. Ewalt, D. H., Diamond, N., Rees, C. et al.: Long-term outcome of transcatheter embolization of renal angiomyolipomas due to tuberous sclerosis complex. J Urol, 174: 1764, 2005

58. 蔡燚, 李汉忠, 张玉石: 选择性肾动脉栓塞治疗结节性硬化症相关肾 AML 七例分析. 临床误诊误治, 29 (10): 19 – 21, 2016

59. Burn, T. C., Connors, T. D., Van Raay, T. J. et al.: Generation of a transcriptional map for a 700-kb region surrounding the polycystic kidney disease type 1 (PKD1) and tuberous sclerosis type 2 (TSC2) disease genes on human chromosome 16p3. 3. Genome Res, 6: 525, 1996

60. Zafar, I., Ravichandran, K., Belibi, F. A. et al.: Sirolimus attenuates disease progression in an orthologous mouse model of human autosomal dominant polycystic kidney disease. , 78: 754, 2010

61. Walz, G., Budde, K., Mannaa, M. et al.: Everolimus in patients with autosomal dominant polycystic kidney disease. N Engl J Med, 363: 830, 2010

62. Rakowski, S. K., Winterkorn, E. B., Paul, E. et al.: Renal manifestations of tuberous sclerosis complex: Incidence, prognosis, and predictive factors. Kidney Int, 70: 1777, 2006

63. Tyburczy, M. E., Jozwiak, S., Malinowska, I. A. et al.: A shower of

second hit events as the cause of multifocal renal cell carcinoma in tuberous sclerosis complex. Hum Mol Genet, 24: 1836, 2015

64. Cohen, J. D., Labenski, M., Mastrandrea, N. J. et al.: Transcriptional and post-translational modifications of B-Raf in quinol-thioether induced tuberous sclerosis renal cell carcinoma. Mol Carcinogen, 55: 1243, 2016

65. Cohen, J. D., Tham, K. Y., Mastrandrea, N. J. et al.: cAMP-Dependent Cytosolic Mislocalization of p27kip-Cyclin D1 During Quinol-Thioether-Induced Tuberous Sclerosis Renal Cell Carcinoma. Toxicol Sci, 122: 361, 2011

66. Yang, P., Cornejo, K. M., Sadow, P. M. et al.: Renal cell carcinoma in tuberous sclerosis complex. Am J Surg Pathol, 38: 895, 2014